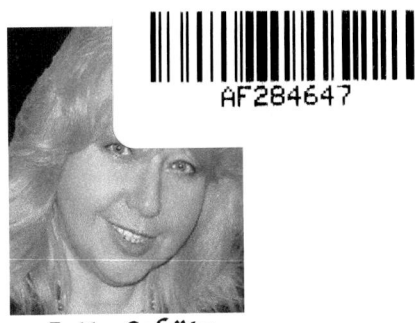

Jutta Schütz
wurde in Lebach (Saarland) geboren.

Mit ihrem ersten Bestseller "Plötzlich Diabetes" (2008) gilt die Autorin bei Kritikern als Querdenkerin. 2010 startete sie mit ihren Gesundheitsbüchern ihr Pilotprojekt in Bruchsal und später bei der VHS in Wolfsburg. Schütz schreibt Bücher, die anspornen, motivieren und spezielles Insiderwissen liefern. Sie hat bis heute über 85 Bücher geschrieben und an vielen anderen Büchern mitgewirkt. Zudem hilft sie als Mentorin und Coach vielen Neuautoren bei der Veröffentlichung ihrer Bücher.

Als Journalistin schreibt sie für viele Verlage und Zeitungen. Ihre Themen sind: Gesundheit, Psychologie, Kunst, Literatur, Musik, Film, Bühne, Entertainment. Weitere Informationen zur Autorin und ihren Büchern findet man in den Verlagen, auf ihrer Webseite sowie im Kultur-Netzwerk.

Mehr Infos finden Sie auf der Webseite:
www.jutta-schuetz-autorin.de
www.die-gruppe-48.net/Funktionstraeger

INHALTSVERZEICHNIS

Jutta Schütz

Multiple Sklerose
besser verstehen

Ratgeber

© 2018 Autor: Jutta Schütz (2. Auflage)
© 2018 Buchsatz, Layout, Buchgestaltung
© 2018 Buchidee: Jutta Schütz
www.jutta-schuetz-autorin.de
E-Mail: info.jschuetz@googlemail.com

© 2018 Herstellung und Verlag:
BoD – Books on Demand, Norderstedt

ISBN: 9783752852141

Bibliografische Information der Deutschen Nationalbibliothek: Die Deutsche Nationalbibliothek verzeichnet diese Publikation in der Deutschen Nationalbibliografie; detaillierte bibliografische Daten sind im Internet über http://dnb.d-nb.de abrufbar.

Was bedeutet Multiple Sklerose, auch MS genannt?

Die Krankheit "MS" wird auch Encephalomyelitis disseminata, ED genannt.

- **Multiple:** Mehrfach, vielschichtig, vielseitig

- **Sklerose:** Es ist eine Verhärtung oder Verkalkung durch die Vermehrung des Bindegewebes. Es kann zu Narbenbildung führen.

Es ist bis heute unbekannt, seit wann es diese Krankheit gibt. Bis zum Mittelalter gibt es keine medizinischen Beschreibungen, die auf diese Erkrankung hindeuten. Die Geschichte von der Heiligen Lidwina von Schiedam soll der erste interpretierte Fall sein. Einen Beweis gibt es aber nicht.
MS ist eine chronische und entzündliche Nervenentzündung.
Betroffen sind die Nerven des Rückenmarks und des Gehirns. Das heißt, dass das sogenannte Zentrale-Nervensystem (ZNS) betroffen ist.

MS schädigt die Hüllschicht der Nerven. Die Nervenhüllen sind mit der Isolierschicht eines Stromkabels zu vergleichen. MS kann bisher nicht geheilt, aber behandelt werden. Die Erkrankung verläuft bei jedem Menschen unterschiedlich.

Die Verlaufsformen der MS sind:

- der schubförmige und
- der chronisch-progrediente Verlauf

Je nachdem, welche Nervenfasern betroffen sind, treten unterschiedlichste Beschwerden auf.
Eine Erstmanifestation der MS durch einen Neurologen findet meist im Alter zwischen 20 und 40 statt und es vergehen oft einige Jahre bis zur sicheren Diagnosestellung.

In Deutschland leiden schätzungsweise zwischen 170.000 und 240.000 Menschen an dieser Krankheit.

Quelle: vom 26.03.2018
https://www.aerztezeitung.de/medizin/krankheiten/neuro-
psychiatri-
sche_krankheiten/multiple_sklerose/article/960411/
multiple-sklerose-heute-viele-ms-kranke-gibt.html

Frauen erkranken doppelt so häufig an MS wie Männer.

Liquorpunktion-Untersuchung

Eine der wichtigsten Untersuchungen ist die Liquorpunktion.

Hier werden Betroffenen Gehirn-Rückenmark-Flüssigkeit (Liquor) entnommen. Durch diese Untersuchung können typische Veränderungen nachgewiesen werden. Dies trifft aber nicht in allen Fällen zu. Läsionen im Gehirn und im Rückenmark können mit Hilfe der Magnetresonanztomographie (MRT) nachgewiesen werden.

Hinzu kommen noch:

- CT – Computertomographie und Co.
- Perimetrie (Verfahren zur Bestimmung des Gesichtsfelds)
- Evozierte Potenziale (Messung der Funktionsfähigkeit von Nervenbahnen)
- Myelographie (Eine Untersuchung für die Darstellung des Raums zwischen Rückenmark und Hirnhäuten)
- Elektroenzephalographie (Eine Messung von Potenzialen im Gehirn)

Symptome bei MS

Im Laufe der MS-Erkrankung haben mehr als die Hälfte der Patienten Gleichgewichtsstörungen oder Spastiken und sind häufig müde.

Außerdem haben MS-Kranke ein Schwächegefühl in den Armen oder Beinen oder können ihre Blase nicht richtig entleeren.

Bei Männern macht sich eine Erektionsstörung bemerkbar.

Frauen verlieren die Lust am Sex.

75% der MS-Patienten haben Sehstörungen auf einem Auge, manche sehen alles doppelt.

Es gibt bestimmte Symptome, die sich in fast allen fortgeschrittenen Fällen von MS finden.

- Schmerzen
- Depressionen
- Spastische Lähmungen
- Müdigkeit
- Gang- und Sehstörungen
- Doppelbilder
- Schwindel
- Missempfindungen
- Blasenstörungen

Wie entsteht die MS?

Die Ursache der MS-Erkrankung ist immer noch unbekannt.

Es gibt Vermutungen, diese sind aber von der Wissenschaft nicht bestätigt.

Umweltfaktoren sowie die Genetik könnten eine Rolle spielen.

Das Gehirn, das eine Art Schaltzentrale darstellt, sendet und empfängt Signale über das Rückenmark zum Körper. Diese Signale werden von verschiedenen Nervenfasern geleitet.

Im Rückenmark und im Gehirn finden sich bei MS-Kranken Entzündungsherde. Dadurch wird das Myelin zerstört. Diese Entzündungen bilden sich später zurück und verhärten. Es bilden sich Narben.

Myelin ist eine lipidreiche Biomembran, welche die Axone der meisten Nervenzellen von Wirbeltieren spiralförmig umgibt und elektrisch isoliert.

Es wird häufig vermutet, dass ein bestimmter Erreger die MS verursacht. Dies konnte bis heute aber noch nie nachgewiesen werden. Fest steht nur, dass das Immunsystem bei MS fehlgesteuert ist.

MS wird deshalb häufig als Autoimmunerkrankung bezeichnet.

Die Ursache für diese Fehlsteuerung ist jedoch nicht bekannt.

Fazit: Experten erklären zwei Faktoren für die Entstehung einer MS-Erkrankung:

- *Die genetische Veranlagung:* Die Wissenschaft stellte fest, dass in Familien, in denen bereits ein Mitglied erkrankt ist, die Nachkommen ein erhöhtes Risiko haben, ebenfalls an MS zu erkranken.

- *Die Entgleisung des Immunsystems:* Eventuell durch eine Infektion mit Viren, die das Nervensystem befallen. Diskutiert werden das Epstein-Barr-Virus (EBV) und das Herpesvirus.

Gibt es ein MS-Virus?

Im April 1940 landeten die ersten englischen Soldaten auf den Färöern, einer kleinen Inselgruppe genau in der Mitte zwischen Schottland und Island. Bislang hatte es hier keine MS gegeben.

Von 1940 bis 1945 kam es zu einer sich wellenförmig ausbreitenden Epidemie, die in den letzten Jahren wieder abgeflaut ist. Es handelt sich um die einzige bekannte MS-Epidemie.

Viele mögliche Ursachen wurden erwogen. Ein Zusammenhang schien besonders erfolgversprechend zu sein: Die Eingeborenen auf den Färöer-Inseln hielten keine Hunde; diese wurden erst von den Soldaten mitgebracht.

1977 erschienen in der angesehenen medizinischen Zeitschrift "Lancet" mehrere Artikel, die sich ebenfalls mit einem möglichen Zusammenhang zwischen MS und Hunden befasste.

So wurde zum Beispiel von einer Familie berichtet, in der es zu einer tragischen Häufung von MS-Fällen gekommen war.

Die Eltern hatten vier Töchter, von denen im Jahre 1974 bei dreien die ersten Symptome einer MS auftraten. Die vierte Schwester hatte keine neurologischen Symptome. Sie hatte das Elternhaus bereits 1971 verlassen.

Es hatte ein intensiver Kontakt zwischen den drei erkrankten Schwestern und einem betagten Hund der Familie stattgefunden, der im Dezember 1973 eine akute Enzephalopathie erlitt.

Bei der tierärztlichen Untersuchung zeigte er einen gestörten, ataktischen Gang und einen Nystagmus ("tanzende" Augen).

Eine Behandlung des Hundes mit Cortison und Phenytoin führte zu einer völligen Gesundung innerhalb von zwei bis drei Wochen.

Als mögliche Erklärung wurde die Übertragung eines Krankheitserregers, z. B. des Staupevirus, vom Hund auf die drei Schwestern diskutiert.

Quelle:
http://www.eco-wellness.de/basics/archiv/172/index.htm
Autor Wolfgang Weihe aus NATUR & HEILEN 4/1999 Literatur:

Wolfgang Weihe: Multiple Sklerose - Eine Einführung. Carl Gustav Carus-Verlag, 1998, Postfach 1129, 34594 Bad Zwesten. ISBN 3-933378-00-1.

Kann man der MS vorbeugen?

Die Ursachen sind also unklar! Wissenschaftlich sei es auch nicht möglich der MS vorzubeugen. Aber man kann mit einem frühen Einsatz einer Therapie die Krankheit beeinflussen.

Je früher die richtigen Therapiemaßnahmen eingesetzt werden, desto eher kann das Fortschreiten der MS verzögert werden.

Wodurch die Schübe bei der Krankheit ausgelöst werden, ist noch unbekannt.

Negativer Lebensstyle sowie auch Stress fördern offensichtlich neue Schübe.

Die meisten MS-Kranken können außerdem keine Hitze vertragen.

Auch sollte eine gesunde Ernährung eingehalten werden.

Das Uhthoff-Phänomen

Das Uhthoff-Phänomen ist ein gängiger medizinischer Terminus, der die Verschlimmerung der gesamten MS-Symptomatik bei erhöhten Temperaturen beschreibt.
Für MS-Betroffene ist der heiße Sommer ein Problem. Warme Temperaturen werden zur Qual.
MS-Kranke fühlen sich oft matt und sind in ihrer Leistungsfähigkeit eingeschränkt.

Der deutsche Augenarzt Wilhelm Uhthoff beschrieb 1890 diese Problematik.
Man weiß heute, dass das Uhthoff-Phänomen bei allen Erkrankungen auftreten kann, die mit beschädigten Markscheiden der Nervenfasern einhergehen.
Ein heißes Bad, warmes Wetter oder Fieber können schon zur Verschlimmerung der MS-Symptome führen.
Viele Menschen mit MS bemerken, dass ihre Sehkraft unter dem Einfluss von Wärme eingeschränkt ist.
Plötzlich sehen sie verschwommen und auch die Farbwahrnehmung kann verändert sein. Andere verstärkte Störungen mit Fatigue sind Gefühlsstörungen oder Spastik.
Es wurde beobachtet, dass die angestiegene Körpertemperatur die Nervenimpulse verlangsamt.
Die Folge ist dann, dass das Reaktionsvermögen sowie die Konzentrationsfähigkeit vermindert sind.

Konservative Behandlung und Medikamente

Die Krankheit MS gilt heute immer noch
als unheilbar.

Kortison hat sich während des akuten Schubs bewährt. Es ist entzündungshemmend und hat auch
eine unterdrückende Wirkung auf das Immunsystem.

Bei der Entwicklung von Läsionen spielen Zytokine
eine zentrale Rolle. Zytokine, die sich bei MS am
besten als Therapeutika bewährt haben, sind die In-
terferone.
Auch die immunmodulatorische Therapie wird häufig bei MS eingesetzt.

Seit ein paar Jahren wird eine neue Therapie eingesetzt: Die Plasmapherese, auch Blutwäsche genannt.
Sie kommt aber nur unter bestimmten Voraussetzungen in Frage.

Die Spastik kann durch eine Medikamentengabe
(Muskelrelaxantien) gehemmt werden. Intrathekale
Baclofentherapie ist eine gute Möglichkeit.

Die konservative Behandlung mit Physiotherapie,
Ergotherapie sowie auch von Logopädie ist ein wichtiger Teil. So kann sie muskuläre Probleme lindern
und vorbeugen.

Es gibt auch eine Reihe von speziellen Therapiearten wie:

- Bobath-Konzept (auf neurophysiologischer Basis)

- Hippotherapie (therapeutisches Reiten)

- Beckenbodengymnastik

- Entspannungstechniken wie Yoga oder autogenes Training.

Negative Impulse

Betroffene sowie auch Angehörige trifft die Diagnose „Multiple Sklerose" wie ein Schlag. Es ist die Unsicherheit, die für die Psyche sehr belastend ist.

Die Reaktionen sind:

- Angst
- Panik
- Schock
- Verzweiflung
- Resignation

Die Gefühle wirbeln durcheinander.
Auch die Krankheit selbst, kann sich auf die Psyche auswirken.
Es kann zu einer anhaltenden Depression kommen.

Depressionen bei MS

Menschen, die an Multipler Sklerose (MS) erkrankt sind, haben ein höheres Risiko, an Depressionen zu erkranken.
Der Grund ist, dass es an der psychischen Belastung liegt, die solch eine chronische Erkrankung mit sich bringt. Zum anderen kann Multiple Sklerose selbst durch neuropsychologische Vorgänge eine Depression auslösen.

Die Diagnose „Multiple Sklerose" hat einen gravierenden Einfluss auf das Leben des Erkrankten. Die psychische Belastung löst oft eine Depression aus (reaktiven Depression). Auch die „Erschöpfungsdepression" ist eine Art von Depression. Diese macht sich nach einer langen „andauernden und psychischen Belastung" bemerkbar.

Die Krankheit (Multiple Sklerose) ruft mitunter selbst Depressionen hervor (organische Depression). Bei der dualen Erkrankung werden das Myelin und die Nervenfasern im Gehirn durch entzündliche Prozesse geschädigt und langfristig abgebaut.
Eine Schädigung der Bereiche des Gehirns (wo Emotionen gesteuert werden) kann eine Vielfalt von psychischen Symptomen sowie Depressionen zur Folge haben. Auch können Depressionen als Nebenwirkung verschiedener Medikamente (z. B. Kortison) auftreten.

Das Risiko für die Entwicklung einer Depression im Verlauf der Multiplen Sklerose (MS) ist etwa dreimal größer als das bei Menschen ohne Multiple Sklerose.

Gerade in der Anfangszeit, wenn noch unklar ist, wie sich die Erkrankung entwickelt, ist die Gefahr groß, in eine depressive Verstimmung abzurutschen.

Die Depressionen bei Multipler Sklerose beeinflussen neben der Gefühlswelt auch die allgemeine und körperliche Funktionsfähigkeit und Befindlichkeit.
Körperliche Beschwerden und Probleme verstärken sich und wirken dann wiederum auf die Depression.

Es gibt Beobachtungen, die sagen aus, dass eine „Interferon-Therapie" bei Menschen, die schon einmal unter einer Depression gelitten haben, ein Wiederauftreten begünstigen kann.
Dies ist aber nach Ansicht von Experten kein Grund, auf eine Interferon-Therapie zu verzichten.

Die Entstehung einer Depression ist so komplex, dass es schwierig ist, eine einzige Ursache auszumachen – hier spielen genetische, seelische und körperliche Faktoren zusammen.
Hinzu kommt, dass alleine die Diagnose „Multiple Sklerose" zu einer Depression führen kann – manchmal in der unklaren Anfangsphase oder auch während eines MS-Schubes.

Zu den Symptomen einer Depression zählen:

- negative Gedanken (Traurigkeit)
- keine Freude mehr empfinden
- keinen Antrieb spüren (Müdigkeit)
- Schlafstörungen
- kein Selbstwertempfinden (Gefühle der Wertlosigkeit)
- fehlende Leistungsfähigkeit
- fehlende Konzentrationsfähigkeit
- kein Einfühlungsvermögen
- Zukunftsangst
- Gereiztheit
- Der Verlust des Interesses an Dingen des täglichen Lebens
- Verlangsamung des Denkens und Tuns
- Appetitstörungen
- Schmerzzustände

Betroffene beschreiben die Depression als Unfähigkeit, überhaupt noch Gefühle empfinden zu können. Sie fühlen eine innerliche Leere.

Eine Depression kann jeden treffen, unabhängig von Alter, Geschlecht und sozialem Status. Frauen sind etwa doppelt so häufig wie Männer betroffen.

Wir ALLE kennen Phasen unseres Lebens, in denen wir traurig, unglücklich oder einsam sind. Dauert eine traurige Phase aber über Wochen an, könnte bereits eine Depression vorliegen.

Depressionen sind keinesfalls ein Zeichen persönlichen Versagens oder Schwäche, sondern eine episodische Erkrankung und können viele Ursachen haben. Bei einer Depression liegen Störungen in Bezug auf Botenstoffe im Gehirn vor und niemand, der unter Depressionen leidet, braucht sich schuldig zu fühlen.

Die Gefahr von Suizidversuchen ist groß. Fast alle Patienten mit schweren Depressionen haben Selbsttötungs-Gedanken.

In Deutschland gibt es zirka 5 Millionen Menschen, die an Depressionen erkrankt sind. Für das Jahr 2020 schätzen Experten eine tendenzielle Steigerung. Somit liegt die DEPRESSION an 4. Stelle der wichtigsten Erkrankungen.

Im Lebensalter zwischen 25 und 45 Jahren werden Depressionen gehäuft diagnostiziert.

Was ist eine Depression?

Eine Depression (deprimere - Niederdrücken) ist eine psychische Erkrankung des Gefühls- und Gemütslebens.

Fast jeder Fünfte erkrankt mindestens einmal im Leben an einer Depression.

Weil viele Betroffene die Anzeichen einer Depression nicht richtig deuten oder sich scheuen, zum Arzt zu gehen, liegt die Dunkelziffer vermutlich um ein Vielfaches höher.

In der Psychiatrie wird die DEPRESSION den affektiven Störungen zugeordnet. Eine Diagnose wird immer nach Symptomen und Verlauf gestellt.

Nach der fachärztlichen Leitlinie der „Deutschen Gesellschaft für Psychiatrie und Psychotherapie, Psychosomatik und Nervenheilkunde „DGPPN" (Nationale Versorgungs-Leitlinie Unipolare Depression)" vom Jahr 2011 wird empfohlen, zum Zwecke der Diagnose (nach ICD-10) zwischen drei Haupt- und sieben Zusatzsymptomen zu unterscheiden.

Für eine Diagnosestellung müssen Hauptsymptome und weitere depressive Symptome mindestens zwei Wochen lang fortwährend vorhanden sein.

Aufgrund ihres vielfältigen Erscheinungsbildes, wird die Depression vom Hausarzt oft nicht erkannt. Es gehört neben medizinischem Fachwissen auch viel psychiatrische Erfahrung dazu, um eine Depression schnell und sicher zu diagnostizieren.

Ist eine richtige Diagnose erst mal gestellt, ist die Lage alles andere als aussichtslos. Hinsichtlich der Therapie hat sich in den letzten Jahrzehnten viel getan. Mehr als 80% der Erkrankten kann geholfen werden.

Patienten beschreiben ihre depressiven Gefühle unterschiedlich. So wird von Hoffnungslosigkeit, Niedergeschlagenheit und von Verzweiflung berichtet, andere schildern mehr eine Gefühllosigkeit, bei der sie weder Trauer noch Freude empfinden können.
Auffällig ist auch, dass depressive Patienten sich langsam bewegen sowie auch langsam sprechen.
Eine Depression wird oft von einer anderen Erkrankung überdeckt und nicht erkannt. Sie kann sich auch vorwiegend durch körperliche Symptome (Schmerzen) bemerkbar machen.

Bei schweren depressiven Störungen können auch psychotische Symptome auftreten wie:

- Halluzinationen
- Wahnideen
- Stupor (körperliche Starrheit)

Eine „nicht behandelte" depressive Phase (Episode) dauert zirka sieben Monate.
Die behandelte Depression kann bei den meisten Menschen vollständig geheilt werden – bei manchen Patienten bleibt jedoch ein kleiner Rest der depressiven Symptome bestehen.

Die Depression kann sich auch chronisch entwickeln. Das heißt, dass sich die depressiven Phasen regelmäßig wiederholen – es entsteht eine Dysthymie.

Hier sind die Symptome nicht so ausgeprägt wie bei einer klassischen Depression.

Bei über der Hälfte der Patienten kommt es nach einer ersten Erkrankung zu einer weiteren depressiven Episode.

Eine Behandlung richtet sich danach, ob eine Depression erstmals oder wiederholt auftritt und wie schwer der Patient erkrankt ist.

Sie sollte sich an den Empfehlungen orientieren, die in der „Nationalen Versorgungsleitlinie (Unipolare Depression)" stehen.

Nicht jede Depression muss sofort psychotherapeutisch oder mit Medikamenten behandelt werden.

Eine effektive Behandlung senkt die Rückfallrate erheblich.

Psychotherapieverfahren bei Depressionen

Hinsichtlich ihrer Wirksamkeit belegte Psychotherapieverfahren bei Depressionen sind:

- Gesprächspsychotherapie
- Verhaltenstherapie
- psychodynamische Psychotherapie
- interpersonelle Psychotherapie
- systemische Therapie
- medikamentöse Therapie (Antidepressiva)

Eine depressive Störung ist NICHT dasselbe wie eine vorübergehende Niedergeschlagenheit!

Eine Depression kann auch durch eine körperliche Erkrankung oder durch Medikamente hervorgerufen werden.

Denkbar ist auch, dass diese Erkrankung in einem engen Zusammenhang mit einem Ereignis im Leben des Betroffenen stehen kann, wie z. B. einem Trauerfall, Arbeitsverlustes, Trennung oder finanzieller Verschuldung.

Ein weiterer zusätzlicher Faktor könnte eine manisch-depressive Erkrankung sein (bipolare Störung). Hier treten neben ausgeprägten Tiefs auch ausgeprägte Hochs auf. In diesen Hochphasen ist der Erkrankte oft überaktiv und ausgesprochen redselig. In dieser Zeit wird häufig das Denken, das Sozialverhalten und die Urteilsfähigkeit beeinflusst.

Wenn die Anzeichen einer Depression bemerkt werden, sollte man schnellst möglich zum Arzt gehen. Oft ist es für Betroffene, aber auch Angehörige wichtig, die Lebensumstände entsprechend zu ändern (Arbeitssituation / Privatleben).

Der erste Ansprechpartner sollte der Hausarzt sein, dieser überweist sie an einen Psychologen. Vielleicht gehören zur ersten Behandlung auch Medikamente (Antidepressiva) und eine Psychotherapie.

Ergänzend dazu:

- Entspannungsmethoden
- Selbstreflexion
- EMDR (Eye Movement Desensitization and Reprocessing)

Die Therapien können je nach Schwere der Depression ambulant oder stationär erfolgen – meist dauern sie mehrere Wochen.

Diese Krankheit ist eine ernstzunehmende Erkrankung, die nicht nur für den Betroffenen eine enorme Belastung ist, sondern auch sein soziales Umfeld vor eine Situation stellt, die viel Geduld und Sensibilität erfordert.

In Studien über Depressionen zeigt sich, dass fast jeder Patient während einer depressiven Episode über kognitive Dysfunktionen klagt. Nach Ende einer akuten Depression bleiben diese Einschränkungen bestehen.

Diese Begleiterscheinungen einer Depression belasten den Betroffenen sowie auch sein Umfeld sehr. Hier ist es wichtig, dass man sich mit seinem Arzt bespricht. Dieser kann dann die Symptome in die Therapie mit einbeziehen.

Ursache einer Depression

Eine Depression wird durch mehrere Faktoren ausgelöst und aufrechterhalten. Es spielen dabei biologische, psychische und psychosoziale Aspekte eine wichtige Rolle.

Zum Beispiel kann durch belastende Lebensereignisse eher eine Depression ausgelöst werden, wenn bereits genetisch bedingt eine erhöhte Empfindlichkeit (Vulnerabilität) für die Erkrankung besteht.

Das Zusammenspiel der verschiedenen Ursachen hat wiederum Auswirkungen auf die Therapie.

Untersuchungen mit Familien und Zwillingsstudien belegen, dass genetische Faktoren bei der Depression von Bedeutung sind.

So können Kinder, deren Mutter oder Vater depressiv sind, mit einer Wahrscheinlichkeit von 10 bis 15 Prozent selbst an einer Depression erkranken.

Eine erbliche Veranlagung bedeutet aber nicht, dass eine Person zwangsläufig an einer Depression erkrankt. Oft wirken Gene und Umweltbedingungen oder Lebenssituation zusammmen.

Zum Beispiel ist auch die Aktivität der Botenstoffe im Gehirn (Neurotransmitter) durch genetische Faktoren beeinflusst. Diese übermitteln an den Synapsen (den Verbindungsstellen zwischen zwei Nervenfasern im Gehirn) Informationen und haben somit Einfluss auf unsere Gedanken (Erleben, Gefühle).

Depressive Menschen haben durch verschiedene Faktoren eine geringere Toleranz gegenüber seelischen, körperlichen und biografischen Belastungsfaktoren als gesunde Menschen.
Diese Verletzlichkeit (Vulnerabilität) spielt bei dem Ausbruch und der Aufrechterhaltung ihrer Depression eine große Rolle.

Jeder Mensch hat seine Erwartungen und Wünsche und wenn diese Wünsche nicht erfüllt werden, entsteht oft eine innerliche Wut. Es wird dann gegen diese Wut angekämpft, oft ist man enttäuscht und fällt vielleicht auch in ein tiefes Loch – es entsteht eine Krise. Wie der Einzelne reagiert, hängt von seiner Lebenseinstellung und seiner Lebenserfahrung ab.
Depressionen werden von negativen Lebenseinstellungen geprägt. Man bewertet sein Leben als ausweglos und fühlt sich als Versager.
Zum Beispiel denkt der Kranke, wenn er seine Arbeit verliert, nie mehr eine Anstellung zu finden. Genauso ist es, wenn er seinen Partner verliert. Er denkt, nicht liebenswert zu sein und zieht sich zurück.

Auch eine schlechte Kindheit kann als Grundstein einer depressiven Erkrankung angesehen werden. Die Störungen können sich bis ins Erwachsenenalter hinziehen und sich zu einer Depression auswachsen.

Forschungsarbeiten haben gezeigt, dass während einer Depression die Systeme für Botenstoffe im Gehirn aus dem Gleichgewicht kommen. Dies betrifft insbesondere die Transmitter-Systeme für die Botenstoffe „Serotonin und Noradrenalin".
Entweder liegen die Neurotransmitter in zu geringer Konzentration vor, oder die Empfindlichkeiten der Rezeptoren (diese wirken an den Botenstoffen) ist dauerhaft verändert. An dieser Stelle setzt dann auch eine Behandlung mit antidepressiven Medikamenten an. Diese Medikamente sollen den Serotonin- und Noradrenalin-Stoffwechsel wieder normalisieren.

Es wurde auch mithilfe bildgebender Verfahren bei depressiven Menschen während einer Episode festgestellt, dass es eine veränderte Aktivität des so genannten limbischen Systems im Gehirn gibt.

Das limbische System, auch als stressregulierendes System bezeichnet, ist für das Empfinden und Verarbeiten von Gefühlen mitverantwortlich.
Die veränderte Aktivität bei der Verarbeitung von Gefühlen erklärt die erhöhte psychische Verletzlichkeit depressiver Menschen und warum Schicksalsschläge einer Erkrankung vorausgehen.

Auch das Stresshormon wird mit der Entstehung einer Depression in Zusammenhang gebracht.

Die Stresshormone werden in Schreck- und Gefahrensituation ausgeschüttet. Sie erhöhen kurzfristig die Anspannung und die Aufmerksamkeit. Auf diese Weise wird der Körper darauf vorbereitet, schnell und effektiv zu reagieren.

Depressive Menschen haben ein gestörtes Kontrollsystem. So ließen sich bei depressiven Patienten erhöhte Werte des Stresshormons Cortisol im Blut und im Urin nachweisen.

Auch ein veränderter Hormonhaushalt kann eine Depression auslösen. So kann zum Beispiel vorkommen, dass Frauen nach der Geburt oder in den Wechseljahren an einer Depression erkranken.

Um sich mit der Krankheit „Depression" erfolgreich auseinandersetzen zu können, muss man wissen, wo man ansetzen kann.

Es ist wichtig, dass man ein Konzept hat, ein Leitbild, das einem sagt, welche Maßnahmen günstig und welche ungünstig im Umgang mit der Depressionsproblematik sind.

Depressionen sind heilbar

Depressionen sind heilbar und sie verlaufen meistens phasenhaft – das heißt, es treten Episoden auf, die spontan wieder abklingen.

Man sollte sich aber nicht darauf verlassen.

Es ist eher davon auszugehen, dass die Neigung (Empfänglichkeit) zur Entwicklung einer erneuten Episode, ein Leben lang bestehen bleibt.

Es ist wichtig, dass man alles daran setzt, das Rückfallrisiko durch geeignete Maßnahmen zu minimieren. Dabei kommt neben Medikamenten vor allem der eigenen Psychohygiene eine entscheidende Bedeutung zu.

Die kognitive Verhaltenstherapie oder andere Formen der psychotherapeutischen Hilfe können diesen Prozess erfolgreich unterstützen.

Der zwischenmenschliche Kontakt, der besonders wichtig ist für depressive Menschen, ist oft gestört. Chronisch depressive Kranke können sich nicht nur weniger als andere anpassen – sie ziehen sich auch resigniert zurück. Gleichzeitig schockieren sie durch nörgelndes Appellationsverhalten (Hilferufe), brüske Zurückweisungen oder regelrechte Feindseligkeiten.

Positive Impulse für MS

Wenn man mit der Diagnose MS konfrontiert wird, ist man zuerst in einem Schockzustand. Heute weiß man, dass diese Krankheit in den meisten Fällen nicht tödlich ist.
Die Lebenserwartung ist nicht direkt beeinträchtigt.

Es ist wichtig, dass man lernt, diese Krankheit zu akzeptieren und mit dem Verlauf der Krankheit zu leben. Hier hilft das positive Denken, auch wenn dies MS-Kranken zu Anfang sehr schwer fällt.

Das positive Denken hat vielleicht keinen direkt messbaren Einfluss auf die Erkrankung, doch das eigene Selbstbild und Selbstwertgefühl können damit positiv beeinflusst werden.

Das Symptom „Fatigue" behindert das „positive Denken". Die als lähmend empfundene Müdigkeit schränkt körperlich ein und blockiert auch die positiven Gedanken. Oft entsteht dann ein Teufelskreis und kann in einer Depression enden.

Es ist sehr wichtig, dass MS-Kranke weiterhin Gelegenheiten suchen, um am gesellschaftlichen Leben teilzunehmen. Es ist aber auch wichtig, dass sie das Einhalten neuer Grenzen, die die Krankheit vorgibt, neu erlernen und diese keinen sozialen Rückzug bedeuten muss.

MS-Kranke fühlen sich nach einiger Zeit wieder etwas sicherer. Sie müssen ihren Mitmenschen deutlich machen, dass sie kein Objekt des Mitleids sind. Es gibt Dinge, die sie weiterhin tun können.

Das Lachen kann sehr erleichtern und kann auch helfen, Schwierigkeiten ins richtige Licht zu rücken. MS-Kranke sollten MS als einen Neubeginn und nicht als das Ende ihres Lebens betrachten.

Das „positive Denken" ist ein Konzept, das in Persönlichkeits- oder Motivationsseminaren und in entsprechenden Ratgeberbüchern Anwendung findet. Weitere Ableger sind „neues Denken", „richtiges Denken", „mentaler Positivismus" oder „Kraftdenken".

In der zweiten Hälfte des 19. Jahrhunderts hörte man das erste Mal vom positiven Denken, das nicht zu verwechseln ist, mit positiver Psychologie.
Die neuere Hirnforschung liefert Anhaltspunkte, dass gewohnheitsmäßige Denkmuster mittel- und langfristige Auswirkungen auf unsere Gehirnaktivität besitzen.
In der Schmerztherapie zum Beispiel sind Suggestion (Beeinflussung durch andere Personen, TV, Radio usw.) und Autosuggestion (Autosuggestion ist der Prozess, durch den eine Person ihr Unbewusstes trainiert, an etwas zu glauben) kurzfristig therapeutisch nutzbar.

Wir erfreuen uns natürlich an unseren positiven Gedanken und Glücksmomenten, aber wir müssen auch unsere negativen Gedanken zulassen, denn das Leben kann nicht 24 Stunden nur „high-live" sein. Wenn alles Negative, was wir jemals gedacht haben sofort Realität geworden wäre – Schreck lass nach...

Es gibt viele Gründe für den Hilfeschrei der Seele. Es kann eine Überforderung im Beruf sein, in der Familie oder auch die Maßlosigkeit in Bezug auf unser Selbstbild, weil wir das Beste sein wollen.
Das kann auf Dauer nicht gut gehen.

Der erste Schritt zur Selbsthilfe wäre die Erkenntnis, dass man seine für den Moment depressive Phase zulassen darf.
Heulen Sie doch mal, schreien Sie und verhauen Sie Ihre Sofakissen. Wiederholen Sie es ein paar Mal und dann gehen Sie schluchzend in die Küche und brühen sich einen Tee oder Kaffee auf. Oder lieben Sie heiße Schokolade? Vielleicht haben Sie noch Kuchen, Kekse oder ein Stück Schokolade im Haus?
Jammern und stöhnen Sie ruhig weiter bis Sie für sich den Tisch gedeckt haben.
Sagen Sie sich, dass Sie heute den ganzen Tag damit verbringen zu weinen, zu stöhnen und zu jammern.
Heute ist Ihr ganz persönlicher Heultag!

Wenn Sie dann denken, Sie hätten nun genug geweint, dann ziehen Sie Ihre Lieblingssachen an und machen sich auf den Weg, entweder zum Einkaufen oder zu einem Spaziergang.

Tragen Sie doch bei verquollenen Augen eine Sonnenbrille, egal ob es Winter ist. Sie werden sich mit der Brille womöglich sicherer fühlen. Hauptsache, Sie kommen vor die Tür, schnuppern frische Luft und hören vielleicht angenehme Geräusche, die Sie auf andere Gedanken bringen.

Auch in einer Depression können Sie das Leben spüren, auch wenn es nur das Stück Schokolade ist, die warme Dusche, den Wind in Ihren Haaren bei einem Spaziergang oder der Duft eines neuen Parfüms beim Einkaufen.

Versuchen Sie einmal, zu sich selbst zu sagen, dass Sie heute mit Ihrer Depression spazieren gehen! Nehmen Sie Ihre Depression an die Leine und gehen Sie nach Draußen und anschließend können Sie ja weiter lesen.

Wenn Sie einen Freund/in haben, vielleicht hat er Lust mit zu gehen, auch wenn Sie ihm sagen, dass Sie nicht gut drauf sind.

Mit dem besten Freund/in über Probleme reden, das hilft oft mehr als der Gang zum Therapeuten.

Wer ehrlich mit sich und seiner Krise umgeht, kann sie eher bewältigen und so aus ihr neue Kraft gewinnen.

Wir können aus Niederlagen viel für unser Leben lernen. Das Positive an Krisen ist oft, dass wir gezwungen werden, alte Denkweisen durch neue zu ersetzen. Es ist die Suche nach Alternativen, die in uns ganz besondere Kräfte weckt.

Beginnen Sie an Ihrer Selbstwahrnehmung zu arbeiten, auch wenn es etwas Geduld und Übung braucht. So finden Sie zu einem ausgewogenen Lebensgefühl zurück.

Bleiben Sie ehrlich, kein Mensch ist perfekt.

Jedem geht mal was daneben.

Wer über eine längere Zeit von quälenden Gefühlen der Einsamkeit und Verzweiflung heimgesucht wird, sollte handeln und sich trotzdem nicht aufgeben. Diesen Menschen fehlt das Gefühl, wertvoll und liebenswert zu sein.

Das ist ein Überbleibsel entsprechender Kindheitserfahrungen.

Die Vergangenheit können wir nicht mehr ändern, aber wir können daraus lernen.

Am Ende gibt es immer einen Neuanfang.

Es ist normal, in einer Krise die Angst vor dem Neuen zu verspüren und es reicht oft aus, selbst aktiv zu werden, um dieses Gefühl wieder los zu werden.

Es kann keinen ewigen Gewinner geben, es sind auch weder Perfektionismus noch übermäßige Stärke gefragt.

Fangen Sie nichts Neues an, weil Sie Angst haben, Fehler zu machen? Wer Schwächen und Fehler freimütig einräumen kann, ohne zu jammern, wirkt auf andere Menschen direkt sympathischer.

Nutzen Sie Ihr natürliches Potenzial, jeder hat das Zeug dazu – man muss es nur ein wenig trainieren. Ein markantes Merkmal an sympathischen Menschen ist, dass sie sich selbst so akzeptieren, wie sie sind, sowie auch ihre Mitmenschen.

Gerade in der heutigen Zeit, die geprägt ist von Schnelllebigkeit, Leistungsdruck und Informationsflut, ist es wichtig, öfter in sich hinein zu lauschen. Fragen Sie sich, was Ihnen wichtig ist.

Möchten Sie eventuell etwas an Ihrer Lebenssituation ändern?

Auch kleine Dinge können uns glücklich machen. Lernen Sie sie wahrzunehmen und freuen Sie sich über den Vogel, der draußen sein Lied singt oder kaufen Sie sich selbst ein paar Blumen, die Sie liebevoll auf Ihrem Tisch dekorieren.

Lernen Sie diese Kleinigkeiten wahrzunehmen und richten Sie Ihre Aufmerksamkeit darauf – es wird Ihnen dann langsam besser gehen.

Wann waren Sie das letzte Mal in einem Wellness- oder Schwimmbad? Es tut gut, wenn man sich im Wasser leicht fühlt wie ein Fisch.

Es bringt Sie zwar im ersten Schritt nicht näher an einen Neuanfang, aber es ist schön, sich einfach im warmen Wasser treiben zu lassen.

Ihre Gedanken sollten nicht immer wieder um Ihre Probleme kreisen. Gönnen Sie sich doch etwas Ruhe und sagen zu sich selbst, dass Sie zu einer bestimmten Zeit eine Pause von Ihren Sorgen machen.

Probieren Sie dies täglich und auch so lange bis Sie Ihre quälenden Gedanken wieder los sind.

So können Sie Ihre Seele an das Abschalten gewöhnen.

Unterschiedliche kognitive Leistungsstörungen

Menschen, die an Multiple Sklerose erkranken, haben individuell sehr unterschiedliche kognitive Leistungsstörungen.

Kognitive Fähigkeiten sind Gehirnfunktionen (Fähigkeiten), die mit Strukturierung und schlussfolgerndes Urteil bildendes Denken, Wahrnehmung, Gedächtnis, Aufmerksamkeit, Rechenfähigkeit, Planen und Probleme lösen, zu tun haben.

Diese Fähigkeiten helfen uns, den Alltag zu bewältigen, auch wenn wir sie nicht bewusst wahrnehmen.

MS'ler sind sehr unterschiedlich von kognitiven Leistungsstörungen betroffen.

Es leiden aber nicht alle Menschen mit MS (Multiple Sklerose) an kognitiven Störungen. Wenn jedoch Erinnerungsvermögen, Arbeitsgedächtnis und Co. eingeschränkt sind, dann kann die Lebensqualität der Betroffenen stark sinken.

Was bedeutet das Wort: Kognitiv

Das Wort „kognitiv" leitet sich von dem Latinischen Wort „cognoscere" ab.

Dieses Wort bedeutet:

- Bemerken
- Erkennen

Es ist oft „das Denken" in einem umfassenden Sinne gemeint.

Zu kognitive Fähigkeiten zählen:

- Aufmerksamkeit
- Wahrnehmung
- Lernen
- Erinnerung
- Probleme lösen
- Kreativität
- Orientierung
- Argumentation
- Imagination
- Glauben
- Wille
- Emotionen
- Planen
- Introspektion

Die kognitiven Fähigkeiten werden von verschiedenen Wissenschaftlern untersucht:

- Neurowissenschaftler
- Psychologen
- Psychiater
- Biologen
- Philosophen
- Der künstlichen Intelligenz Forschung

Kognitive Störungen treten in allen Phasen der Erkrankung auf.

Auch wenn die MS-Diagnose noch nicht feststeht, können schon Veränderungen in den kognitiven Kernfunktionen beobachtet werden.

Die Art und das Ausmaß der kognitiven Störungen sind unabhängig vom Behinderungsgrad. Es gibt ein Zusammenhang zwischen der kognitiven Leistungsfähigkeit und dem Ausmaß der Zerstörung von Nervenzellen im Gehirn.

Auch kommt es darauf an, welche Hirnareale betroffen sind, vor allem Schädigungen (Läsionen) im Großhirn sind für die kognitiven Beeinträchtigungen verantwortlich.

Oft fällt den Betroffenen an sich selbst eine Verlangsamung bei ihren Denkvorgängen auf.
Sie überlegen viel länger, bis sie eine Entscheidung treffen, sie brauchen viel länger um komplexe Zusammenhänge zu verstehen und sie nehmen sich mehr Zeit beim Beantworten von Fragen.
Sie vergessen oft kurzfristige Informationen und begleitet wird das oftmals durch Einschränkungen der Aufmerksamkeitsspanne.

Ein Blick in das Gehirn von Menschen mit MS (Multiple Sklerose) kann über die Entwicklung der Krankheit viele Aufschlüsse geben.

Wissenschaftler sowie Ärzte wissen, dass jeder ihrer MS-Patienten von den Risiken verstärkten Hirnschwunds betroffen ist, können aber nicht sagen, in welchem Stadium sich der Hirnschwund befindet oder wie schnell er voranschreitet.
Es gibt bis heute kein ausgereiftes und standardisiertes Messverfahren.

Kognitive Veränderungen werden mit einem neuropsychologischem Testverfahren ermittelt.
Für jede Altersklasse gibt es Normwerte, mit denen man die individuellen Patientenwerte vergleicht.
Es sind nicht alle kognitiven Teilleistungen gleichsam betroffen und es haben sich so genannte Kernfunktionen herauskristallisiert, die mehr betroffen sind als andere.

Hierzu zählen:

- Informationsverarbeitungsgeschwindigkeit
- das Arbeitsgedächtnis
- mentale Flexibilität
- die Aufmerksamkeit

In neuropsychologischen Abklärungen bei MS-Patienten werden diese kognitiven Funktionen vorrangig getestet.

Es muss abgeklärt werden, dass die kognitive Beeinträchtigung nicht durch eine Depression oder durch Fatigue (Müdigkeit) hervorgerufen wird. So muss sichergestellt werden, dass diese Phänomene in einer neuropsychologischen Untersuchung mit berücksichtigt und zu den kognitiven Leistungen ins Verhältnis gesetzt werden.

Bildgebende Verfahren (Magnetresonanztomographie (MRT)) sind in der Lage, den Abbau der Hirnsubstanz zu dokumentieren.

Diese MRT´s zeigen aber den Verlust erst auf, wenn dieser bereits weit vorangeschritten ist.

Hinzu kommt, dass kognitive Probleme Schwankungen unterliegen, da Schübe sich zeitweise verschlimmern können.

Kommen zusätzliche Krankheitsfaktoren wie Fatigue, Schlafstörungen oder Depressionen etc. hinzu, können diese Begleitsymptome die kognitive Leistungsfähigkeit negativ beeinflussen und durch ihre Präsenz Schwankungen hervorrufen.

Leider gibt es nur wenige Patienten, die nur im Schub eine kognitive Leistungsstörung zeigen und nach dem Schub wieder komplett kognitiv intakt sind. Es bleiben oft leichte Beeinträchtigungen zurück, die aber mit den geeigneten Strategien im Alltag nicht gravierend auffallen müssen.

Kognitive Leistungsfähigkeitstests in der klinischen Praxis mittels standardisierter neuropsychologischer Testverfahren:

- FST (Faces Symbol Test)
- MUSIC (Multiple Sclerosis Inventory Cognition)
- BRB-N (Brief Repeatable Battery of Neuropsychological Tests in MS)

Die Behandlung von kognitive Störungen

Kognitive Störungen kann man gezielt behandeln lassen.

Zuerst sollte man es mit NICHT-medikamentöser Therapie versuchen.

Ziele der Therapie sind dabei einerseits die Vorbeugung von Hirnschwund und der damit verbundenen Probleme und es sollten bereits bestehende Störungen durch „Gehirntraining" gebessert oder Strategien für den Alltag entwickelt werden.

Wenn man weiß, welche kognitiven Störungen vorliegen, können diese auch ganz gezielt mit einer neuropsychologischer Funktionsübungen wirksam behandelt werden.
Die Übungen sollten individuell, alltagsorientiert und
lebensbegleitend erfolgen.

Es gibt immer noch keine gezielte medikamentöse
Therapie zur symptomatischen Behandlung von
Hirnleistungsstörungen, allerdings können moderne
Immuntherapien in Kombination mit Hirnleistungs-
training bei Menschen mit MS dem Abbau Hirnsub-
stanz entgegenwirken.
Besprechen Sie dies bitte genau mit Ihrem Arzt.

Das Therapiekonzept basiert auf verschiedene An-
sätze und oft arbeiten dabei Neuropsychologen mit
Sprachtherapeuten, Physiotherapeuten sowie Ergo-
therapeuten zusammen.

Es gibt für MS-Patienten eine große Zahl an moder-
nen Therapien, während der Gedächtnisverlust bei
Alzheimer-Erkrankten nicht aufzuhalten ist.

Kognitive Probleme werden manchmal mit einer
psychischen Erkrankung (Angstzustände oder seelische Probleme) oder einer Depression verwechselt.
Negative Emotionen sind aber nur die Antwort auf
eine chronische Krankheit mit ihren Symptomen - sie
sind keinesfalls miteinander zu verwechseln.
UND, sie bedeuten auch keinen Intelligenzverlust!

MS-Betroffene sind nur nicht so schnell und flexibel in ihrem Denken.

Es fällt ihnen auch schwerer, sich an veränderte Routinen oder Umgebungen anzupassen, aber mit der Zeit sind sie nach wie vor in der Lage Situationen und auch Strategien wie zum Beispiel im Beruf und auch im Alltag auszuarbeiten.

Was bedeutet das Wort FATIGUE?

Das Wort Fatigue bedeutet:
Müdigkeit oder Erschöpfung und stammt aus dem französischen Sprachgebrauch.

Die Beschwerden sind ungewöhnliche Müdigkeit schon nach geringer körperlicher sowie geistiger Anstrengung.

Das Symptom „Fatigue" ist eines der häufigsten Symptome bei Multiple Sklerose.

Es wird angenommen, dass mehr als 60% der MS-Patienten darunter leiden.

Die Erkrankten sind schon nach geringen körperlichen oder geistigen Anstrengungen rasch erschöpft und fühlen sich müde und abgespannt.

Es wird oft berichtet, dass die Fatigue vor allem bei hohen Außentemperaturen oder in akuten mentalen oder emotionalen Stresssituationen auftritt.

Wenn MS-Patienten sich bei Hitze in kühle Räume aufhalten, bessert sich die Fatigue häufig.

Hilfe gibt es auch durch spezielle Kühlwesten, die schnell eine Abkühlung verschaffen kann.

Außerdem unterstützen regelmäßige Ruhepausen im Tagesablauf.

Schübe

Schübe sind, wenn Symptome (Nervenfunktionsstörungen) auftreten, die mindestens 24 Stunden anhalten.

Diese sind nicht durch Änderungen der Körpertemperatur „Uhthoff-Phänomen" erklärbar.

Je nachdem, wo sich im Körper gerade ein Entzündungsherd (im zentralen Nervensystem) befindet, sind die Symptome verschieden ausgeprägt. Dabei können entweder neue Symptome oder schon vorhandene Symptome in verstärkter Form auftreten.

Oft verbessern sich die Symptome nach einigen Tagen, es kann aber auch Wochen dauern.

Eine einschließende Spastik dauert wenige Sekunden oder Minuten und wird definitionsgemäß nicht als Schub eingeordnet.

Wenn der Schub aber über einen Zeitraum von mehr als 24 Stunden kommt, kann er auf eine Entzündungsaktivität hinweisen.

Diese werden dann als Schub behandelt.

Der Schub wird charakterisiert durch:

- plötzliches Auftreten neurologischer Ausfallserscheinungen
- der Schub lässt sich nicht erklären

Was löst ein Schub aus?

Was genau ein Schub auslösen kann, ist noch nicht ausreichend geklärt.

Es ist bekannt, dass einige Faktoren Schübe begünstigen können.

Dazu gehören:

- fieberhafte Infekte
- extreme Belastungen
- Operationen
- hormonelle Umstellungen
- Impfungen
- psychischer Stress

Echter Schub oder Pseudoschub?

Es gibt auch Pseudoschübe.

Durch Pseudoschübe können sich bestehende neurologische Symptome vorübergehend verschlechtern.

Ein Beispiel ist das Uhthoff-Phänomen, das durch Fieber, Saunaaufenthalt oder Sport ausgelöst werden kann.

Wenn die Körpertemperatur wieder gesenkt wird, bilden sich die Symptome wieder nach zirka 24 Stunden vollständig zurück.

Blasenfunktionsstörungen

Mehr als zwei Drittel aller Multiple Sklerose-Erkrankten haben nach einer Erkrankungsdauer von zirka 10 Jahren begleitend Blasenfunktionsstörungen, die zu den stärksten Symptomen zählen.

Für die richtige Diagnose sind „neurologische sowie urologische" Spezialuntersuchungen erforderlich.

Bei einer neurogenen Blasenfunktionsstörung spricht man von der ungehemmten neuropathischen Blase. Die Ursachen sind Krankheitsbilder, bei denen die Impulsüberleitung vom Gehirn über das Rückenmark zur Blase gestört ist.

Leider ist nach wie vor dieses Thema immer noch ein Tabu-Thema in unserer Gesellschaft und kaum ein Betroffener traut sich, dieses Thema offen zu besprechen.

Multiple Sklerose-Patienten bringen diese Probleme mit ihrer Blase nicht einmal in Verbindung mit ihrer MS-Erkrankung, dabei leiden rund drei Viertel aller Erkrankten unter verschiedenen Blasenproblemen.

Blasenfunktionsstörung als Erstsymptom

Bei Multiple Sklerose-Patienten ist oft die Blase das erste Organ, an dem sich die Erkrankung äußert – das sind zirka 10% der Erstsymptomatik.

Mehr als zwei Drittel der Erkrankten haben nach einer Erkrankungsdauer von zirka 10 Jahren begleitend Blasenfunktionsstörungen, die zu den stärksten Symptomen zählen.

Für die richtige Diagnose sind „neurologische sowie urologische" Spezialuntersuchungen erforderlich.

Bundesweit gibt es urologische Zentren mit dem Schwerpunkt „Neurourologie".

Harnverlust oder Inkontinenz

Ein ungewollter Harnverlust (Inkontinenz) ist bei vielen chronischen Erkrankungen ein großes Problem, das viel komplexer ist als man denkt – es ist wirklich nicht angenehm, ständig zur Toilette zu müssen.

Bei einer neurogenen Blasenfunktionsstörung spricht man von der ungehemmten neuropathischen Blase. Die Ursachen sind Krankheitsbilder, bei denen die Impulsüberleitung vom Gehirn über das Rückenmark zur Blase gestört ist.

Man nennt es auch „neurologische Erkrankung".

Auch der Verdauungstrakt wird über die gleichen Nervenbahnen gesteuert – womit auch die Stuhlausscheidung betroffen sein kann.

Blasenschwäche ist ein dringendes Signal zum Handeln, denn neurogene Blasenstörungen sind leider nur schwer zu behandeln.

Leider ist nach wie vor dieses Thema immer noch ein Tabu-Thema in unserer Gesellschaft und kaum ein Betroffener traut sich, dieses Thema offen zu besprechen.

Multiple Sklerose-Patienten bringen diese Probleme mit ihrer Blase nicht einmal in Verbindung mit ihrer MS-Erkrankung, dabei leiden rund drei Viertel aller Erkrankten unter verschiedenen Blasenproblemen.

Es ist sehr wichtig, dieses Problem anzugehen, sonst setzt der Betroffene seine Gesundheit aufs Spiel – wenn die Blase auf Dauer nicht richtig entleert werden kann, kommt es zu Restharn.

Es entstehen womöglich Nierenstörungen oder Infektionen.

Durch das ständige nächtliche Aufstehen, raubt es den Erkrankten den Schlaf – der gerade angesichts der großen Erholungsbedürftigkeit bei der Multiple Sklerose wichtig ist.

Anzeichen einer Blasenschwäche

MS-Kranke leiden häufig an imperativem Harndrang. Das ist ein plötzlicher und überfallartiger Harndrang – der Betroffene muss dauernd zur Toilette.

Oft leiden sie unter Inkontinenz und können den Urin nicht zurückhalten – sie nässen ein.

Es kann auch zu einer verzögerten Blasenentleerung kommen:

- Starthemmung
- Entleerung kleiner Urinmengen
- Nachträufeln
- Restharnbildung
- nächtlichem Wasserlassen

Die Verwendung eines Inkontinenzschutzes gewährleistet, dass das tägliche Leben nicht unnötig beeinträchtigt wird.

Häufige Blasenprobleme

Häufige Probleme bei einer Blasenschwäche sind:

- Zirka 20 – 25 Minuten Entleerung der Blase (nur geringe Mengen)
- Drang, die Blase sofort leeren zu müssen
- Unfähig, den Harn zu halten (ungewolltes Entleeren kleiner Harnmengen)
- Keinen Harndrang spüren, weil die Nervenbahnen zwischen dem Entleerungsreflex-Zentrum und dem Gehirn blockiert sind. Die Problematik ist, obwohl die Blase sich ausdehnt, wenn sie sich füllt, kann sie nur eine bestimmte Menge Urin speichern – sie entleert sich spontan, sobald diese Grenze überschritten ist.

Ein kontrolliertes Wasserlassen setzt voraus, dass die Nervenbahnen im Rückenmark (verbinden das Gehirn und das Entleerungsreflexzentrum) unversehrt sind.

Das Signal der Entleerung der Blase sorgt dafür, dass der Schließmuskel erschlafft und der Befehl „Warten" wiederum, dass der Schließmuskel geschlossen bleibt.

Bei Menschen die an Multiple Sklerose erkrankt sind, können die hierfür erforderlichen Nervenbahnen gestört oder unterbrochen sein. So wird die Weiterleitung von Nervenimpulsen behindert, eine kontrollierte und koordinierte Blasenentleerung ist so nicht mehr möglich.

Es ist ein komplexes Zusammenspiel zwischen Gehirn, Blase, und Schließmuskeln.

Die Blasenschwäche bestimmt das Leben immer mehr – es ist die Angst vor peinlichen Unfällen.

Woher kommen Blasenprobleme?
Blasenprobleme können von der Krankheit „Multiple Sklerose" kommen.

Als Folge der MS kann es dazu kommen, dass die Nervensteuerung der Blase nicht mehr richtig funktioniert (neurogene Blase).

Die Muskulatur der Blase verkrampft sich – sie wird überaktiv.

Die Folgen sind oft Inkontinenz, Harndrang und Schmerzen

Die Blase ist neben den Augen das Organ, an dem sich eine Multiple Sklerose mit als erstes manifestiert. Funktionsstörungen nehmen im Verlauf der Erkrankungen meist zu – oft zwar langsam, aber sicher.

Bei MS treten die Entzündungen im zentralen Nervensystem (ZNS) aufgrund einer unterbrochenen Signal-Übermittlung zwischen Gehirn, Rückenmark und Harnsystem auf.

Je nachdem wo die Störungen im Nervensystem sitzen, haben neurogene Blasenfunktionsstörungen vielfältige Ursachen.

Die Blasenfunktion wird in drei Stufen im zentralen Nervensystem reguliert, die miteinander in Verbindung stehen:

- Frontallappen
- Miktionszentrums
- Brücke des Hirnstamms
- Miktionszentrum im Sakralmark

Die Blasenfunktionsstörungen bei Multiple Sklerose gehen oft auf spinale Läsionen (Rückenmarksbeteiligung) zurück und sind daher oft auch mit Sexualfunktionsstörungen und Pyramidenbahnsymptomen (Schwäche und Spastizität) verbunden.

Es besteht daher eine enge Beziehung zwischen dem Schweregrad der Blasenfunktionsstörung und dem Ausmaß der Spastischen Paraparese – inkomplette Lähmung der Beine.

Miktionstagebuch

MIKTION ist ein medizinischer Begriff für den physiologischen Vorgang des Wasserlassens - dieser verläuft normalerweise willkürlich und schmerzlos.

In einem Miktionstagebuch kann der Patient über einen gewissen Zeitraum dokumentieren, wie oft er täglich zur Toilette muss und wie oft er inkontinent ist. Auch wie viel er am Tage trinkt ist sehr wichtig.

Genauer erklärt:

Miktionstagebuch wird auch Miktionsprotokoll genannt.

➢ Miktion = Wasserlassen

Das Miktionstagebuch ist eine Tabelle mit fünf Spalten.
Es hat 24 Zeilen für 24 Stunden.

In dieser Tabelle wird einige Tage lang alles notiert: genau, wann und wie viel getrunken wird.
Es wird auch notiert, wann ein Harndrang zum Wasserlassen auftrat und wann man eine Toilette aufsuchen musste.
Die Menge des Harns wird grob geschätzt – auf die genaue Angabe kommt es dabei nicht an.
Anhand der Aufzeichnungen sollte man lediglich nachvollziehen können, ob nur einige Tropfen Wasser abgegangen ist, oder ob viel Urin ausgeschieden wurde.
Man notiert auch, ob unwillentlich Harn abgegangen ist.

Wie kann man das Ausmaß der Inkontinenz einstufen?

Man notiert z. B.:

0 = kein Harnverlust

1 = wenig Harnverlust

2 = mittelmäßig starker Harnverlust

3 = erheblichen Harnverlust

Dieses Miktionsprotokoll eignet sich auch zur Selbstkontrolle.

Das Miktionsprotokoll kann falsche Trink- und Toilettenganggewohnheiten klarmachen.

Somit dient es auch zur Selbstkontrolle bei eventuell notwendigen Verhaltensänderungen.

Anhand der Notizen kann beurteilt werden, ob die Behandlung Erfolg zeigt.

Es ist daher wichtig, ein Miktionsprotokoll, das man einige Tage geführt hat, dem behandelnden Arzt zu zeigen.

Dieses Miktionstagebuch hilft dem Arzt, eine neurogene Blase festzustellen.

Am besten trägt man die Angaben sofort ein – immer unter der entsprechenden Uhrzeit.

Auch die Trinkmenge sollte man nach jedem Getränk, das man zu sich genommen hat, in Millilitern notieren. Dafür empfiehlt es sich, das Fassungsvermögen der üblicherweise verwendeten Trinkgefäße zu messen (Wasserglas, Kaffeetasse usw.), oder man füllt ein Gefäß mit Wasser (Glas, Tasse) und leert das Wasser in einen Messbecher. So kann man die Menge ganz genau bestimmen.

Es ist auch sehr sinnvoll, am Außenrand „besondere Umstände" zu notieren.

Man kann z. B. eintragen, bei welchen Bewegungen „in welchen Situationen" sich der Harnverlust ereignet hat und ob Nachtröpfeln aufgetreten ist.

UND, ob bereits Medikamente gegen Inkontinenz eingenommen wurden.

Wichtig ist auch, zu notieren, in welchen Situationen es zum Harnverlust gekommen ist.

Z. B.: beim Schlafen, Aufstehen, Sport oder Husten.

Zirka vier von fünf Patienten mit MS entwickeln im Laufe der Zeit Probleme mit ihrer Harnblase.

Sie treten häufig auf, weil die Nerven für die Kontrolle der Blasenfunktion relativ lang sind und daher eine große Angriffsfläche für MS-Herde bieten.

Ausmaß der Spastik

Zwischen dem Schweregrad der Blasenstörung und dem Ausmaß der Spastik besteht ein enger Zusammenhang.

Es spricht dafür, dass im Wesentlichen Schädigungen des Rückenmarks für die Blasenstörung verantwortlich sein können.

Für Multiple Sklerose-Patienten können diese Störungen neben der körperlichen Beeinträchtigung auch eine psychische Belastung mit sich bringen.

Eine Blasenstörung kann durch nächtlichen Harndrang zu einer deutlichen Zunahme einer bestehenden Depression sowie auch vorhandenen Fatigue führen.

Es gibt aber Hilfsmittel, um im Alltag mit einer Blasenstörung besser zurecht zu kommen.

Hilfsmittel sind:

- Für Frauen: Vorlagen und spezielle Slips
- Für Männer: Kondom-Urinale und Tropfenfänger

Fazit ist, dass es sehr wichtig ist, zur langfristigen Vermeidung von Folgeschäden, eine frühzeitige Erkennung und symptomorientierte Behandlung einzuleiten. Dabei ist oftmals die Bestimmung der Restharnmenge mittels Sonographie oder Einmalkatheter ausreichend.

Ist die Therapie unzureichend, ist es allerdings wichtig, eine urodynamische Untersuchung zu beginnen.

Diese Therapiemöglichkeiten sind vielfältig und hängen von der jeweiligen Problemkonstellation ab. Das Ganze ist ein komplexes Zusammenspiel verschiedener Störfelder.

Medikamente und Co

Bei Blasenstörungen werden auch Medikamente eingesetzt.

Beim Auftreten von Inkontinenz oder Blasenentleerungsstörungen wird der Arzt zuerst eine Blasenentzündung ausschließen.

Es gibt Medikamente, mit denen verschiedene Formen von Blasenfunktionsstörungen erfolgreich behandelt werden können.

Einige Medikamente können die Aktivität der Blasenmuskulatur vermindern und so zu einer Entspannung führen (Harnröhre schließt besser).

Nicht jedes Medikament wirkt bei jedem Patienten gleich gut.

Wichtig ist, das richtige Medikament auszutesten.

Medikamente müssen allerdings auch oft mit anderen Therapieformen kombiniert werden.

In leichten Fällen reicht es manchmal auch, die Trinkgewohnheiten anzupassen.

Alkoholische oder koffeinhaltige Getränke sollten gemieden werden.

Weitere Tipps zur Behandlung einer Blasenschwäche wären:

- Blasentraining
- Beckenbodentraining
- Elektrostimulation
- Selbstkatheterisierung

Ziel beim **Blasentraining** ist es, die Blasenentleerung zeitlich zu steuern – zu lernen, wie beim Wasserlassen ein fester Zeitplan eingehalten werden kann.

Das **Beckenbodentraining** wird vorbeugend eingesetzt und hilft bei verschiedenen Störungen. Das Training hilft, die Muskulatur zu stärken.

Bei der **Elektrostimulation** wird mit elektrischem Strom der Muskel um die Blase gestärkt. Das ist vollkommen schmerzlos.

Wenn Medikamente oder Beckenbodentraining allein nicht helfen, ist die **Selbstkatheterisierung** das einzig probate Mittel gegen Restharnbildung.

Die Erkrankten lernen den eigenständigen Umgang mit dem Katheter schnell.

Was kann man noch tun?

- Tagsüber viel trinken
- Abends wenig trinken
- Am besten ist WASSER (mindestens 2 Liter täglich)
- Kein Alkohol (Kaffee, Bier und Cola erhöhen den Harndrang)
- Blase alle 2 – 3 Stunden entleeren
- Keine enge Kleidung tragen
- Und manchmal kann auch eine Physiotherapie bei MS-Patienten helfen

Die Sexualität

Die Sexualität ist nicht nur ein natürliches Bedürfnis jedes Menschen, sie ist auch ein Ausdruck von Liebe und wenn dann Probleme in der Sexualität auftauchen, kann das die Lebensfreude beider Partner erheblich beeinträchtigen.

Die Multiple Sklerose (MS) führt nicht grundsätzlich zu sexuellen Funktionsstörungen. Es kann aber auch vorkommen, dass die Nervenbahnen, welche zu den erogenen Zonen und Genitalien führen, durch die Krankheit beeinträchtig wird. Dadurch kann es zu Sensibilitätsverminderung in diesem Bereich kommen.

Menschen mit MS haben unterschiedliche Sexualstörungen und ab welchem Zeitpunkt der Erkrankung diese auftreten, ist von Patient zu Patient unterschiedlich. Bei manchen Betroffenen machen sich die Störungen bereits in einem frühen Stadium bemerkbar. Viele dieser Beschwerden sind mittlerweile behandelbar. Zum Beispiel kann man in zwei Stunden ohne Blasenstörungen schon ziemlich guten Sex haben!

Symptome wie Spastizität, Müdigkeit, Zittern oder Koordinationsstörungen können die Sexualität ebenfalls beeinträchtigen.

Wenn bei Männern eine Erektionsstörung im Anfangsstadium von Vasokonstriktion nicht durch Schmerzen und psychische Probleme entsteht, kann die Einnahme von Viagra eine Lösung sein.

Verminderte Empfindungsfähigkeit im Intimbereich

Frauen, die an Multiple Sklerose erkrankt sind, berichten oft von einer verminderten Empfindungsfähigkeit im Intimbereich. Davon ist aber die Orgasmusfähigkeit in den meisten Fällen nicht betroffen und nur zeitweise kann es zum Nachlass der Lust oder Orgasmusproblemen kommen.

Männer dagegen leiden unter Erektions- und Ejakulationsstörungen.

Bei Potenzstörungen wird der Penis entweder nicht oder nur wenig steif und die Erektion kann nicht lange genug aufrechterhalten werden.

Diese „funktionellen Erektionsstörungen" sind allgemein bei Männern weit verbreitet und nicht MS-spezifisch!

Diese Störungen können in vielen Fällen erfolgreich behandelt werden. Wenden Sie sich an Ihren Neurologen oder einen Urologen.

MS-Betroffene haben sexuelle Probleme oft nur zeitweise, meist im Rahmen eines Schubes.

Bringen Sie unbedingt diese Probleme beim Arzt zur Sprache, auch wenn es Sie Überwindung kostet.

Beeinträchtigung des sexuellen Wohlbefindens:
Menschen, die an Multiple Sklerose erkrankt sind, sollten ihren Sexualpartner unbedingt in ihre diesbezüglichen sexuellen Probleme miteinbeziehen. Gemeinsam sind diese Probleme besser zu bewältigen.
Zum Beispiel kann der Verlust über die Kontrolle von Urin- oder Stuhlabgang (Inkontinenz) das sexuelle Wohlbefinden SEHR beeinträchtigen. Aber nicht nur das, es kann auch komplett die Lust auf Sex abtöten.

Tipp:
Reduzieren Sie ein paar Stunden vor dem Geschlechtsakt die Trinkmenge und benutzen sie ein Kondom.
Beratungsstellen oder Ärzte können Ihnen noch andere Anregungen zu diesem Thema geben.
Unsicherheit, Stress, Angst oder Müdigkeit können Ihre Erlebnisfähigkeit genauso einschränken.

Sexualität und Intimität tragen einen wichtigen Teil zur Verbesserung der Lebensqualität bei und für das Funktionieren jeder Beziehung können diese Faktoren lebenswichtig sein.

Akzeptieren Sie Ihre Erkrankung und ihre Krankheits-Probleme.
Es ist sehr wichtig, die eigenen (und auch die Ihres Partners) Bedürfnisse zu kennen und offen darüber zu reden.

Welche Medikamente bei einer Blasenstörung helfen, hängt von der Art ab, welche Störung vorliegt. Oft werden Medikamente regelmäßig genommen. Es gibt auch Medikamente, die die Urinproduktion in der Niere vorübergehend fast vollständig stoppen (beim sexuellen Akt). Dann bleibt die Blase für einige Zeit dauerhaft leer.

Viagra und Co.

Medikamente wie Viagra und Co. sind rezeptpflichtig. Die Wirkstoffe „PDE-5-Hemmer" sorgen dafür, den Blutfluss im Penis oder im zentralen Nervensystem zu erhöhen.

Männer, die unter Multiple Sklerose leiden, können Erektionsprobleme bekommen.

Verursacht wird dies oft durch beschädigte Nervenbahnen im Rückenmark oder im Gehirn. Dadurch wird der Penis weniger empfindlich auf sexuelle Erregung.

Die Geschlechtsteile können durch die Erkrankung jedoch auch überempfindlich werden. Hinzu kommen noch Beschwerden wie z. B. Muskelschwäche, Übermüdung, Schmerzen, Bewegungseinschränkungen, Inkontinenz, Schwindel und Depressionen.

Wenn eine Erektionsstörung im Anfangsstadium von Vasokonstriktion nicht durch Schmerzen und psychische Probleme entsteht, kann die Einnahme von Viagra eine Lösung sein.

Viagra verursacht unter anderem Vasodilation.

„Vasodilatation" bezeichnet die Erweiterung der Blutgefäße. Vasodilatation kann sowohl aktiv (Erschlaffung der Gefäßmuskulatur), als auch passiv (durch erhöhtes Blutvolumen) herbeigeführt werden.

VIAGRA wirkt Blutgefäßerweiternd. Die Blutzufuhr zum Penis wird verbessert, dadurch kann eine Erektion einfacher entstehen.

Viagra hemmt außerdem den Abbau von körpereigenen Stoffen, die Vasodilation hervorrufen. Dadurch kann eine Erektion länger aufrechterhalten werden.

Viagra wirkt jedoch nicht, wenn aufgrund von beschädigten Nervenzellen überhaupt keine Erektion entstehen kann.

Diesen Zustand kann man erkennen, wenn keine Morgen-Erektion mehr entstehen kann und auch der Penis durch Masturbation nicht mehr steif werden kann.

Zirka 70 Prozent der Männer, die Viagra schon ausprobiert haben, teilten mit, dass Viagra auch schmerzlindernd wirkt.

VIAGRA hat nicht nur den positiven Effekt auf das Erektionsvermögen, sondern auch einen positiven Einfluss auf die Behandlung von MS allgemein.

Die Wissenschaft hat verkündet, dass die Symptome von Multiple Sklerose „bei Tierversuchen" deutlich geringer waren, nachdem MS-Tiere Viagra verabreicht bekamen.

Das Forscherteam (UAB Institut für Biotechnologie und Biomedizin) hat unter der Leitung von Dr. Agustina García in Zusammenarbeit mit einem Forschungsteam von Dr. Juan Hidalgo (UAB Institut für Neurowissenschaften) die Effekte einer Behandlung mit Sildenafil (Viagra) in einem Tiermodell der Multiplen Sklerose untersucht (Experimentelle autoimmune Enzephalomyelitis, EAE).

Es zeigte sich, dass eine tägliche Behandlung mit Sildenafil (Viagra) nach Krankheitsbeginn schnell die klinischen Symptome reduziert hat.

Die Forscher berichteten, dass eine praktisch vollständige Genesung in 50 Prozent der Fälle nach acht Tagen der Behandlung festzustellen gewesen sei.

Sie beobachteten, wie durch das Medikament die Infiltration von Entzündungszellen in der weißen Substanz des Rückenmarks reduziert wurde.

Quelle:
ACTA NEUROPATHOLOGICA (2011) 121:499-508.
http://www.uab.cat/PDF/PDF_1305874839577_en.pdf

Die Wirkung von Sildenafil (Viagra) macht sich nach zirka einer halben Stunde bemerkbar und hält zirka 3 bis 4 Stunden lang an.

Andere Präparate sind:

- Vardenafil (Levitra) wird 25 Minuten vor dem Verkehr eingenommen und bleibt in der Regel 4 bis 5 Stunden lang bestehen.
- Tadalafil (Cialis) wirkt anders! Diese Pille wird 12 Stunden vor dem Sex geschluckt und die Wirkung hält bis zu 36 Stunden an.

WICHTIG ist auf jeden Fall, dass die verschiedenen Präparate NICHT gemischt werden dürfen sowie nie mehr als eine Pille pro Tag eingenommen werden darf.

Diese Medikamente sind auch NICHT für Patienten mit Nierenleiden, Herzschwäche oder einer schweren Angina Pectoris geeignet!

Bitte besprechen Sie sich mit Ihrem Arzt!

Alternativ zu den Tabletten gibt es auch noch eine mechanische Behandlungsmöglichkeit (Vakuum-Penis-Pumpe).

UND: Als letzte Maßnahme gibt es noch Alprostadil. Alprostadil wird in die Schwellkörper des Penis gespritzt und führt zu einer Erektion völlig unabhängig von sexueller Stimulation.

Multiple Sklerose
im Kindes- und Jugendalter

Die Diagnose Multiple Sklerose (MS) wird für die Betroffenen und ihre Angehörigen immer ein Schock sein.

Kinder und Jugendliche müssen sich zusätzlich zu den Herausforderungen der Pubertät mit dieser Erkrankung auseinandersetzen.
Zirka drei bis sechs Prozent aller MS-Betroffenen erkranken bereits vor dem 17. Lebensjahr an dieser Autoimmunerkrankung, dabei sind die meisten MS-Patienten im Kindesalter zwischen 10 und 16 Jahre alt.

Lehrer sowie auch die Mitschüler wissen oft viel zu wenig über die Multiple Sklerose Erkrankung, daher werden die Symptome der MS schnell als Interesselosigkeit, Unvermögen oder Faulheit fehlgedeutet.
Besonders während längerer Krankheitsphasen ist es für das Kind wichtig, den Kontakt zu Mitschülern zu pflegen.

Multiple Sklerose ist kein Hindernis für ein erfülltes Leben mit Plänen und Träumen. Eltern können ihre Kinder dabei unterstützen, indem sie offen und ehrlich über die Erkrankung sprechen.

Kinder und Jugendliche haben im Vergleich zu Erwachsenen oft einen aktiveren Krankheitsbeginn mit einer größeren Anzahl an Schüben.
Neurologische Defizite bilden sich jedoch besser zurück als im Erwachsenenalter.
Es ist möglich, dass in jungen Jahren die Angriffe der Immunzellen noch besser zu reparieren sind, als im Erwachsenenalter.
Es dauert zirka zehn Jahre länger bei jungen Patienten mit Multiple Sklerose, bis bleibende Beeinträchtigungen zurückbleiben, als bei Erkrankten, die die Diagnose im Erwachsenenalter erhalten.

Bei Kindern und Jugendlichen wird bei der Bestimmung das gleiche Verfahren angewendet wie bei Erwachsenen.
Bei der Diagnosestellung müssen andere Erkrankungen zusätzlich berücksichtigt werden, die im Erwachsenenalter kaum eine Rolle spielen.
Zudem müssen mindestens zwei eigenständige, ausgeprägte neurologische Attacken nachgewiesen werden, die in einem Abstand von zirka einem Monat in verschiedenen Bereichen des Gehirns und Rückenmarks erfolgt sind.

Folgende Untersuchungen sind erforderlich:
- Neurologische Untersuchung
- Ausführliche Krankengeschichte (Anamnese)
- MRT
- Untersuchung der Rückenmarkflüssigkeit

Multiple Sklerose führt früh zu einer Schwäche in den Augenmuskeln, denn diese Erkrankung befällt oft einen bestimmten Hirnnerv (Nervus abducens).

Dieser Nerv kontrolliert die Augenbewegung nach außen. Wenn dieser versagt, sehen die Erkrankten Doppelbilder beim Blick zur Seite.

Es treten auch Entzündungen der Regenbogenhaut im Auge auf, die sehr schmerzhaft sind (geröteten und tränenden Augen).

Wichtig ist, dass die pädiatrische Multiple Sklerose von der akuten disseminierten Enzephalomyelitis (ADEM – entzündlich-demyelinisierenden Erkrankung des Zentralnervensystems) abgegrenzt wird.

Die ADEM läuft im Gegensatz zur MS nicht schubartig.

Die ADEM ist eine einmalige Erkrankung im Kindesalter, die etwa ein bis vier Wochen nach einer Infektion auftreten kann.

Die Symptome der ADEM ähneln denen der MS.

Sie kommt im Kindesalter häufiger vor als MS.

Pädiatrische Multiple Sklerose

Von „pädiatrischer Multiple Sklerose" spricht man, wenn Multiple Sklerose (MS) vor dem 18. Geburtstag auftritt.

Bei der pädiatrischen MS handelt es sich um eine Erkrankung mit ungünstiger Langzeitprognose.

Man sollte sich nicht von den Rückbildungen der Schubsymptome täuschen lassen.

Oft vergehen bei „pädiatrischer MS" 20 Jahre, bis es zu einer relevanten Behinderung kommt.

Pädiatrische Multiple Sklerose gehört zu den wichtigen erworbenen neurologischen Erkrankungen des Kindesalters, die einer frühzeitigen Erkennung, Diagnose und Behandlung bedürfen.

ADEM (demyelinisierende Erkrankung des ZNS):

ADEM gehört zur Gruppe der erworbenen demyelinisierenden Erkrankungen des ZNS - Multiple Sklerose ist die bekanntere Erkrankung aus dieser Gruppe.

Die disseminierten Enzephalomyelitis ist eine eher seltene Erkrankung. Es handelt sich um eine Autoimmunerkrankung und tritt in vielen Fällen nach einem Infekt auf.

Diese äußert sich durch eine akute Entzündung im Bereich des zentralen Nervensystems und tritt häufig ein bis vier Wochen nach einer Infektion auf.

Es gibt viele Fälle, wo sich die Symptome komplett zurück bilden.

Trotzdem können Schäden zurück bleiben.

Auslösende Infektionen sind:

- Hepatitisviren
- Infektion der oberen Atemwege
- Röteln
- Windpocken

Bei der ADEM heften sich die Antikörper an die Nervenzellen und an die Myelinschicht, die die Nervenzellen umgibt.

Fazit:
Nicht jede „demyelinisierende Erkrankung" ist also NICHT unbedingt eine MS.

Die Abgrenzung, vor allem beim ersten klinischen Ereignis der MS "gegenüber anderen entzündlich-demyelinisierenden ZNS-Syndrom", ist nicht immer leicht.

Der neue Blick auf MS

Innerhalb der Neuroimmunologie hat sich die Forschung der Multiple Sklerose (MS) Behandlung mit am weitesten und schnellsten entwickelt. Die Fortschritte bei der Erforschung gelingen zurzeit in immer kürzeren Abständen.

Zum Beispiel sollen mit „Sys4MS" neuartige, auf Systemmedizin basierende Methoden entwickelt werden, um die Behandlung von Patienten mit MS zu optimieren (Uniklinik der RWTH Aachen und Charité Berlin).

Es ist immer noch nicht genau erforscht, warum ein Mensch an MS erkrankt. Forscher vermuten ein Zusammenspiel aus Erbgut und Umwelteinflüssen. Bei Multiple Sklerose greift das Immunsystem den eigenen Körper an und zerstört bestimmte Bestandtele der Nervenhüllen in Gehirn und Rückenmark.

Forscher der Uni Duisburg-Essen und Münster haben erstmals einen möglichen Auslöser für MS identifiziert. Der Ursprung könne der Blutgerinnungsfaktor XII (FXII) sein, der bei MS-Patienten während eines Krankheitsschubs besonders hoch sei.

Und was glauben Sie? Gibt es eine Tattoo-Therapie gegen Multiple Sklerose?

Sys4MS

Am 09.06.2016 berichtet die Uniklinik RWTH Aachen:

Fünf EU-Projektpartner verbindet ein Ziel: Optimale Behandlung von Multiple Sklerose (MS) Patienten mithilfe der Systemmedizin

Quelle: https://www.ukaachen.de/kliniken-institute/joint-research-center-for-computational-biomedicine/alle-beitraege-aus-news/news/artikel/09062016-fuenf-eu-projektpartner-verbindet-ein-ziel-optimale-behandlung-von-multiple-sklerose-p.html

Zitat aus diesem Artikel (© 2016 Uniklinik RWTH Aachen):

Weltweit sind circa 2,5 Millionen Menschen von der Autoimmunerkrankung Multiple Sklerose (MS) betroffen, Frauen deutlich häufiger als Männer. Ein neues, EU-gefördertes Projekt namens „Sys4MS" zielt darauf ab, neuartige, auf Systemmedizin basierende Methoden zu entwickeln, um die Behandlung von Patienten mit Multiple Sklerose zu optimieren. Insgesamt sind fünf Projektpartner beteiligt, darunter auch die Arbeitsgruppe von Prof. Julio Saez-Rodriguez am Joint Research Center for Computational Biomedicine der Uniklinik RWTH Aachen.

Das Sys4MS-Konsortium, unter der Leitung von Prof. Saez-Rodriguez, hat sich zum Ziel gesetzt, anhand der Vorgeschichte von Multiple Sklerose Patienten neue Vorgehensweisen zur Überwachung und Vorhersage des weiteren Krankheitsverlaufs zu finden.

Was ist Systemmedizin?

Die Systemische Medizin betrachtet den Menschen von der biologischen Seite und besteht aus abgrenzbaren und unterscheidbaren Teilsystemen. Diese sind strukturell miteinander vernetzt und stehen funktionell in Wechselwirkungen miteinander.

Sie sorgt dafür, dass physiologische, pathologische und komplexe Prozesse besser zu verstehen sind. Dies ist für die Entwicklung innovativer Verfahren wie für die Diagnostik und Therapie wichtig.

Ein Auslöser für Multiple Sklerose entdeckt!

Vielleicht ist es der entscheidende Durchbruch!

Wissenschaftler (Uni Duisburg-Essen, Uni Münster) konnten einen Zusammenhang nachweisen „zwischen dem Blutgerinnungssystem und dem Entstehen von MS.

Die Wissenschaftler zeigten, dass der Blutgerinnungsfaktor XII (FXII) für die Multiple Sklerose Entstehung mitverantwortlich ist.

Das Forscherteam hatte den FXII schon länger im Visier, wenn auch in einem anderen Zusammenhang.

Sie konnten nachweisen, dass der Blutgerinnungsfaktor in der Gerinnselbildung im Gehirn (nach einem Schlaganfall) eine wichtige Rolle spielt.

So wurde auch festgestellt, dass der Gehalt an FXII im Blut bei MS-Erkrankten während eines akuten Schubes besonders hoch ist.

Für die Zukunft könnte sich hier ein neuer Ansatz bei der Multiple Sklerose Therapie auftun.

XII ist ein Gerinnungsfaktor (Hageman-Faktor).

Er ist ein von der Leber gebildeter Eiweißstoff im Blut und spielt bei der Blutgerinnung eine wichtige Rolle.

Im Rahmen des sogenannten „intrinsischen plasmatischen Gerinnungssystems" wandeln aktivierter Faktor XIIa sowie auch Thrombin (Faktor IIa) inaktiven Faktor XI (PTA) in seine aktive Form (Faktor XIa) um.

Weitere Quelle:
https://de.wikipedia.org/wiki/Hageman-Faktor

Tattoo-Therapie gegen Multiple Sklerose (MS)?

Könnte zum Beispiel ein temporäres Tattoo in der Zukunft dabei helfen, chronische Krankheiten wie Multiple Sklerose zu behandeln?

Bei MS-Patienten sind die T-Zellen (spielen eine wichtige Rolle) überaktiv und greifen das zentrale Nervensystem an.

Die Nanopartikel (mit Polyethylenglycol modifiziert) werden offenbar nur von bestimmten Zellen des Immunsystems aufgenommen (T-Zellen).

Durch ein Tattoo mit den PEG-Nanopartikeln werde diese Aktivität verhindert, wie die Forscher in der Fachzeitschrift Scientific Reports berichten.

Quelle:

Wissenschaftler des Baylor College of Medicine, Molecular Physiology and Biophysics der Rice Universität

In Versuchen zeigten die Wissenschaftler, dass Nanopartikel, die mit Polyethylenglykol modifiziert wurden, vor allem von Immunzellen aufgenommen werden.

Sie spritzten für die Studie Versuchstieren kleine Mengen der Nanopartikel unter die Haut. Dort bildeten diese zunächst einen schwarzen, tattooartigen Fleck, der innerhalb einer Woche verschwand. In dieser Zeit wurden die Partikel nach und nach ins Blut abgegeben und dort von den T-Zellen aufgenommen, wo sie die Zellfunktion hemmten.

Cannabis

Cannabis ist in unseren Breitengraden als Rauschmittel bekannt, dabei hat es medizinisch einen hohen Nutzen.

Einige Substanzen in Haschisch und Marihuana haben erstaunliche medizinische Wirkungen. Aus diesen Gründen wird Hanf auch in der Medizin eingesetzt. Die Anwendung ist streng geregelt.
Cannabis wird schon länger in der Medizin eingesetzt. Die Pflanze kann die Leiden chronischer Schmerzpatienten verringern und die Übelkeit und das Erbrechen von Krebspatienten lindern.

Wenn man den Forschern der Universität Rostock glauben kann, so könnte das grüne Hanfblatt vielleicht bald zur Geheimwaffe der Krebstherapie werden, denn Cannabis hat Inhaltsstoffe, die Tumorzellen zum Platzen bringen können.

Für schwerkranke Schmerzpatienten soll es leichter werden, Cannabis zu konsumieren. "In Zukunft sollen mehr Menschen als bisher Cannabis als Medizin bekommen können", sagt die Drogenbeauftragte Marlene Mortler (CSU). Schwierig bleibt die Abgrenzung, wer die Droge wirklich als Medikament braucht.

Quelle: http://www.zdf.de/volle-kanne/praxis-taeglich-cannabis-als-medizin-34161384.html
Top-Thema | 05.03.2015 Cannabis als Medizin. Zum Beispiel: Hilfe in der Schmerztherapie und bei Multipler Sklerose. In der Schmerztherapie kann Cannabis gute Erfolge erzielen. Doch gibt es auch Risiken? Dr. Christoph Specht erklärt die Hintergründe. *(05.03.2015)*

Ein Allheilmittel ist Cannabis nicht, es gibt heute aber sehr viele Anwendungsbereiche, wo Cannabis eine effektive und nebenwirkungsarme Medizin darstellt.

Was ist Cannabis?
Cannabis ist der lateinische Name für Hanf.
Der Begriff „Marihuana" stammt aus der Sprache der Huatl-Indianer und bedeutet ursprünglich „Gefangener".

Die Pflanzen „Cannabis" werden auch bezeichnet als:
- Cannabis sativa
- Cannabis indica
- Cannabis ruderalis

Man könnte auch sagen: Cannabis ist der wissenschaftliche Begriff der Pflanzengattung Hanf. Aus dem Hanf werden die Rauschmittel Haschisch und Marihuana gewonnen.

Die Pflanze wächst in fast allen Klimazonen der Erde und enthält psychoaktive Substanzen.

Der rauscherzeugende Wirkstoff heißt Tetrahydrocannabinol (THC).
Spricht man medizinisch von Cannabis, so meint man Cronabinol.

Der Hanf zählt zu den ältesten Nutz- und Zierpflanzen der Welt. Beide Arten werden vielseitig genutzt.
Neben dem Gebrauch als Faserpflanze und Drogenpflanze findet Hanf auch als Heil- und Ölpflanze Verwendung.

Es ist die am häufigsten konsumierte illegale Substanz in Deutschland. Zirka zwei Millionen Menschen in Deutschland greifen nach Angaben der Drogenbeauftragten der Bundesregierung regelmäßig zu Cannabis. Vor allem Jugendliche und junge Erwachsene probieren den Rausch der Pflanze aus.

Der Hanf ist eine sehr schnell wachsende einjährige Pflanze und hat ein großes Wachstumspotential als Cannabis.
Man pflanzt sie im Frühjahr und hat im Herbst einen bis zu 4 Meter hohen Baum.
Der Hanf ist auch sehr robust und sehr Schädlings resistent.
Alle Bestandteile des Hanfs (Blüten, Blätter, Samen und Fasern) kann man sinnvoll verwerten.

Aus dem Samen und den Blättern werden Hanfmehl und Hanföl produziert, die Fasern werden für den Hausbau oder industriell verarbeitet.

Das Cannabinoid THC wird aus den Blüten gewonnen. Cannabinoid THC steht wegen seiner psychoaktiven Wirkung auf der Liste der UN Suchtgiftkonvention.

Zirka 1,4 Millionen Menschen konsumieren in Deutschland Cannabis. Das sind nur Minimaleinschätzungen und die Dunkelziffer nennt Zahlen über 4 Millionen.

Schon einmal im Leben Cannabis konsumiert haben zirka 17 Millionen Menschen.

Die Hauptwirkstoffe THC und CBD entstehen erst beim Erhitzen:

- Rauchen
- Kochen
- Backen
- Verdampfen

Dabei wirkt THC stark psychoaktiv, CBD dagegen kaum.

Delta-9-Tetrahydrocannabinol (THC) und Cannabidiol (CBD) bilden die wesentlichen Inhaltsstoffe von Cannabis.

Es besteht aus rund 600 Substanzen, deren Zusammenspiel bis heute noch nicht genau erforscht ist.

Dagegen sind die umfassend schmerzlindernden, entzündungshemmenden und nervenschützenden Kräfte vor allem von THC und CBD den Wissenschaftlern bekannt.

Es werden folgende Cannabisprodukte unterschieden

- **Haschischöl**

Es ist ein gewonnenes Öl mit sehr hohem THC-Gehalt (zirka 12 – 60%) und in der Herstellung sehr aufwendig.

- **Haschisch**

Es wird auch „Dope oder Shit" genannt und wird zu Platten oder Klumpen gepresst (Harz der weiblichen Cannabispflanze). Das Haschisch wird oft mit verschiedenen anderen Substanzen wie z. B. Henna oder Sand gestreckt. Der THC-Gehalt variiert zwischen 5 und 12%.

- **Marihuana**

Marihuana wird auch Gras genannt, es wird klein geschnitten und die Blüten sowie die Pflanzenteile werden getrocknet. Der THC-Gehalt mit zirka 1 – 7% ist geringer als bei Haschisch. Durch gentechnische Verfahren wird der THC-Gehalt oft erheblich erhöht. Gestreckt wird das Marihuana oftmals mit anderen grünen Pflanzenteilen, Zucker oder anderen Substanzen.

BfArM informiert

In Deutschland dürfen zugelassene Fertigarzneimittel auf Cannabis-Basis hergestellt und auf Betäubungsmittel (BtM)-Rezept verschrieben werden.

Die Kontrolle des BtM-Verkehrs - mit Ausnahme des BtM-Verkehrs bei Ärzten, Zahnärzten und Tierärzten und in den Apotheken, tierärztlichen Hausapotheken, Krankenhäusern und Tierkliniken - obliegt der Bundesopiumstelle.

Hier können auch Anträge auf Erteilung einer Ausnahmeerlaubnis nach § 3 Absatz 2 BtMG zum Erwerb von Cannabis-Blüten und Cannabis-Extrakt zur Anwendung im Rahmen einer medizinisch betreuten und begleiteten Selbsttherapie gestellt werden.

Quelle:
http://www.bfarm.de/SharedDocs/Glossareintraege /DE/C/Cannabis.html

THC-Konsum ist über mehrere Wochen nachweisbar

Es heißt: Wer regelmäßig zum Joint greift, setzt sich einem hohen Gesundheitsrisiko aus.

Nach dem Konsum von Cannabis (Marihuana oder Gras) stellt sich schnell ein Rauschgefühl ein und die Dauer der Wirkung ist abhängig von der Konzentration des THC.

Der Konsument spürt diesen Rausch einige Stunden. Weil der Körper Restbestandteile im Fettgewebe speichert, kann der Konsum von Cannabis auch mehrere Wochen später durch eine Urin-Probe nachgewiesen werden.

Bronchien, Lunge und Luftröhre werden sowie beim Tabakrauchen genauso in Mitleidenschaft gezogen. Es gibt auch große Risiken für die psychische Verfassung:

Wissenschaftler stellten fest, dass man durch Cannabiskonsum Psychosen, also Wahnvorstellungen und Halluzinationen bekommen kann.

Deutscher Hanfverband schreibt auf seiner Webseite:

http://hanfverband.de/faq/drogentest-wie-lange-ist-thc-im-blut-und-urin-nachweisbar

Je nach Dosierung ist das THC eines Joints durchschnittlich 7 bis 12 Stunden lang im Blut nachweisbar, die Spanne reicht bis 27 Stunden.

Das Stoffwechselprodukt THC-COOH ist 3 – 7 Tage lang nachweisbar, bei regelmäßigem Konsum einige Wochen.

Im Urin ist THC-COOH bei einem einmaligen Konsum 3 – 5 Tage und bei regelmäßigem Konsum 4 – 6 Wochen nachweisbar.

In der Literatur wird von einem Dauerkonsumenten berichtet, der erst nach 77 Tagen wieder „sauber" war, auch bei uns melden sich derartige Fälle. Die Nachweiszeiten schwanken also stark.

Es gibt viele verschiedene Webseiten im Netz und auch die Angaben sind unterschiedlich!

Die menschlichen Körper untereinander sind verschieden und so gibt es auch Unterschiede bei den Nachweiszeiten.

Und in Einzelfällen kann auch nach deutlich längeren Abstinenzzeiten noch ein positiver Nachweis auf Cannabis erfolgen!

In allen Körperhaaren ist der Konsum verschiedener Substanzen zeitlich unbegrenzt nachweisbar.

Zum Beispiel beim Alkohol sind es zirka 3 Monate und Poppers sowie GHB ist gar nicht im Haar nachweisbar.

Weitere Quelle:

http://www.drugscouts.de/de/page/nachweiszeiten

Das Abbauprodukt vom Cannabis ist lipophil (fettlöslich) und lagert sich im Fettgewebe an und aus diesem wird Cannabis nur langsam abgebaut. Zum Beispiel kann es bei Abmagerungskuren daher durch den Abbau von Körperfett unter Umständen noch Monate später nachgewiesen werden.

Der Nachweis kann somit bei Verkehrskontrollen positiv verlaufen, auch wenn der Konsum von Cannabis schon Wochen zurückliegt.

Die Nachweisbarkeitsdauer hängt von vielen Faktoren ab:

- Häufigkeit des Konsums
- Konsumierte Menge von Cannabis
- Allgemeine körperliche und seelische Verfassung
- Nachweisgrenzen des Testverfahrens
- Zeitlicher Abstand zwischen Konsum und Drogentest
- Individueller Verstoffwechslung im Körper

Seit wann gibt es Cannabis?

Die Nutzung von Hanf geht bis ins 28. Jahrhundert v. Christie zurück. Damals hat Kaiser Shen Yun die Chinesische Medizin gegründet.

Zirka 2.800 vor Christie benutzte man Hanffasern für Seile und zirka 100 vor Christie wurde das erste Papier der Welt hergestellt.

Ausgebreitet hat sich die Hanfpflanze über Indien in den Mittleren und Nahen Osten. Von dort gelangte sie nach Europa bis nach Nord- und Südamerika

In Deutschland und vielen anderen westlichen Industrienationen wurde Cannabis seit den 1970er Jahren nach Alkohol zu der am häufigsten konsumierten Rauschdroge.

Im 17. Jahrhundert erlebte der Hanf in Europa seine Blütezeit.

Zum Beispiel hatten alle Schiffsegel Seile aus Hanf. Die Hanffasern „zusammen mit Flachs, Wolle und Nessel" waren bis ins 18. Jahrhundert die Rohstoffe der europäischen Textilindustrie und aus den Hadern (Lumpen) wurde der Zellstoff für die Papierproduktion hergestellt.

Die Nachfrage nach Hanf ging im 18. Jahrhundert drastisch zurück und wurde fast ganz bedeutungslos. Erst in den letzten Jahren ist das Interesse wieder stark gewachsen.

Nachdem Mitte des 19. Jahrhundert die Herstellung von Zellstoff aus Holz erfunden worden war, verlor die Hanfpflanze auch ihre Bedeutung für die Papierindustrie.

Durch den Import von Sisal, Jute und Hanf aus Russland geriet der europäische Hanf unter Druck. Im 20. Jahrhundert hielt dann die synthetische Faser Einzug.

Wie schädlich ist Cannabis für das Gehirn?

Forscher und Forscherinnen des Center for Medical Cannabis Research der University of California kommen im Jahr 2003 zu dem Ergebnis, dass sich keine substantiellen Einbußen in den kognitiven Hirnfunktionen finden lassen. Das heißt, dass die Forscher kaum Hinweise für gesundheitsschädliche Effekte „bezogen auf Hirnleistungen" gefunden haben. Es ließen sich aber leichte Einbußen in den Bereichen „Lernvermögen" und „Gedächtnis" feststellen.

Prof. Igor Grant, Leiter der Studie sagt:

„Die gefundenen Einschränkungen der Hirnleistung seien zudem nicht mit letzter Sicherheit tatsächlich Cannabis zuzuordnen, da die Konsumenten und Konsumentinnen möglicherweise auch Vorbelastungen - z. B. früherer Konsum anderer Drogen - aufweisen können.“

Quelle: https://grant.hivresearch.ucsd.edu/

Igor Grant, M.D., is Professor and Chair of the Department of Psychiatry at the University of Califonia, San Diego School of Medicine.

Eine weitere Infomationsquelle:

http://www.deutschlandfunk.de/rausch-auf-rezept.740.de.html?dram:article_id=111937

Zitat aus dem Artikel: © Arndt Reuning (31.10.2010)

Rausch auf Rezept – in Kalifornien ist das bereits seit knapp 15 Jahren möglich. Patienten brauchen dort nur eine Bescheinigung von ihrem Arzt, um sich mit Marihuana selbst behandeln zu dürfen. HIV-Patienten zum Beispiel dämpfen damit Schmerzen und regen ihren Appetit an. Menschen, die an Krebs leiden, bekämpfen mit Cannabis ihre Übelkeit nach einer Chemotherapie.

Bei unter 18 Jährigen, bei denen das Gehirn noch nicht ausgereift ist, sind Schäden wahrscheinlicher.

Zum Beispiel stellt die Pubertät eine Entwicklungsphase dar, in der Cannabis besonders schädlich sein kann.

Der Konsum von Hanf kann Veränderungen im Gehirn verursachen. Aufgrund von Ergebnissen sehen die Wissenschaftler auch einen Zusammenhang zwischen Cannabiskonsum in der Pubertät und Schizophrenie.

Prof. Dr. B. Lutz warnt vor einer unkontrollierten Freigabe:

Zitat: „Die Gehirnentwicklung von Jugendlichen reicht bis in die späte Pubertät. Wenn Cannabis in der Jugend geraucht wird, kommt es zu irreversiblen Schädigungen. Die Hirnsynapsen werden dann nicht mehr korrekt gebildet, und das kann zu permanenten Veränderungen des Gehirns sowie zu einem erhöhten Auftreten von Psychosen und Schizophrenie führen. Bei Jugendlichen ist deshalb von medizinisch indiziertem Cannabis abzuraten."

Quelle: Universitätsmedizin der Johannes Gutenberg-Universität Mainz – Prof. Dr. B. Lutz

http://www.unimedizin-mainz.de/physiolchemie/forschung/univ-prof-dr-b-lutz.html

Weitere Quellen:

Grant, I., Gonzalez, R., Carey, C. L., Natarajan, L.. & Wolfson, T. (2003). Non-acute (residual) neurocognitive effects of cannabis use: A meta-analytic study. Journal of the International Neuropsychological Society, 9, 679-689.

Schneider, M. & Koch, M. (2003). Chronic Pubertal, but not Adult Chronic Cannabinoid Treatment Impairs Sensorimotor Gating, Recognition Memory, and the Performance in a Progressive Ratio Task in Adult Rats. Neuropsychopharmacology, 28, 1760-1769.

Das Gehirn erholt sich nach einem Jahr Abstinenz vom Kiffen.

Zitat aus dem Artikel vom 19.06.2015:

„Macht Kiffen dumm? Eine Reihe von Studien hat sich mit der Frage beschäftigt, ob der frühe Einstieg in den Cannabiskonsum zu bleibenden kognitiven Einschränkungen führt. Die Ergebnisse einer aktuellen Studie deuten darauf hin, dass Leistungseinbußen bei moderatem Konsum nach längerer Abstinenz wieder verschwinden."

Quelle:

http://www.drugcom.de/aktuelles-aus-drogenforschung-und-drogenpolitik/archiv/?sid=2015&idx=1010

drugcom.de ist ein Projekt der Bundeszentrale für gesundheitliche Aufklärung (BZgA).

Das Internetportal informiert über legale und illegale Drogen und bietet Interessierten und Ratsuchenden die Möglichkeit, sich auszutauschen oder auf unkomplizierte Weise professionelle Beratung in Anspruch zu nehmen.

Ziel des Angebots ist es, die Kommunikation über Drogen und Sucht anzuregen und eine selbstkritische Auseinandersetzung mit dem eigenen Konsumverhalten zu fördern.

drugcom.de wird unterstützt durch die delphi-Gesellschaft für Forschung, Beratung und Projektentwicklung, die für den fachlichen Betrieb und die Weiterentwicklung von drugcom.de zuständig ist.

Macht Cannabis abhängig?

Neue Studien zeigen, dass der Konsum von Cannabis genauso schnell süchtig macht wie Alkohol inklusive den Entzugserscheinungen.

Eine Studie im Journal of Addiction Medicine regt zur Vorsicht an und legt nahe, dass Joints und Haschkekse alles andere als harmlos sind.

Psychiater John Kelly (Massachusetts General Hospital) und seine Kollegen untersuchten 127 Jugendliche zwischen 14 und 19 Jahren. Diese ließen sich in einer Suchtklinik behandeln – davon waren 90 von ihnen wegen ihres Cannabiskonsums in der Klinik. Sie wurden auf typische Kriterien untersucht, die auf eine Drogenabhängigkeit hindeuten.

Befragt wurden die Jugendliche, ob ihr Cannabiskonsum Beziehung und Freundschaften belastet oder ob sie infolge des Kiffens Probleme in der Schule oder am Arbeitsplatz hätten.

Weitere Hinweise auf ein mögliches Suchtpotenzial waren erfolglose Versuche der Probanden, mit dem Kiffen aufzuhören. Sie benötigten auch immer höhere Dosen, um überhaupt noch eine Wirkung zu spüren.

Eine große Mehrheit von ihnen zeigte deutliche Zeichen einer Abhängigkeit. Sie hatten Schwierigkeiten, ihren Drogenkonsum zu reduzieren oder damit aufzuhören.

Zwei Fünftel der Testpersonen litten sogar unter eindeutigen Entzugserscheinungen, nachdem sie aufgehört hatten, Cannabis zu konsumieren. Die Symptome glichen denen eines Beruhigungsmittel-Entzugs.

John Kelly erklärte in einem Interview (Medical Daily.com), dass solche Entzugserscheinungen ein Beleg dafür sind, dass die Droge Hirn und Nervensystem angreife.

Cannabis ist so gefährlich wie Alkohol.

Weitere Quelle:
http://clixoom.de/kiffen-macht-suechtig/2875
http://journals.lww.com/journaladdictionmedicine/Citation/2014/09000/The_Prevalence_of_Cannabis_Withdrawal_and_Its.9.aspx
http://www.drugcom.de/haeufig-gestellte-fragen/fragen-zu-cannabis/woran-erkenne-ich-eine-cannabisabhaengigkeit/

CANNABIS im Einsatz in der Medizin!

Der Nachweis der medizinischen Nutzung von Cannabis kann bis ins Jahr 2900 v. Chr. zurückdatiert werden, als Kaiser Fu von China seine medizinischen Eigenschaften erkannte.

Bis heute sind weit über 20.000 wissenschaftliche Arbeiten veröffentlicht, in denen Cannabis und Cannabinoide erforscht wurden (Fast ein Drittel von ihnen in den letzten 3 Jahren).

Mit Blick auf einen jahrzehntelangen Krieg gegen die Drogen untersuchen nun Regierungen in der ganzen Welt, wie die medizinische Verwendung von Marihuana zu klassifizieren ist.

Medizinisches Marihuana ist bereits in 20 Staaten der USA und einer Reihe von Ländern in ganz Europa legalisiert worden.

Eine Untersuchung der Nationalen Gesundheitsinstitute der USA zeigte, dass CBD (Cannabinoid) ein „großes Behandlungspotenzial besitzt, indem es oxidativen Stress, Entzündungen, Zelltod und Fibrosen dämpft".

Jede einzelne Sorte Cannabis enthält ein anderes Verhältnis der Wirkstoffe – so ist jede einzelne Sorte Cannabis für jeweils andere Bedürfnisse geeignet.

Der Wirkstoff, der für medizinische Nutzer potenziell am interessantesten ist, ist das Cannabinoid, das als Cannabidiol oder abgekürzt CBD bekannt ist.

Cannabidiol ist ein schwach psychoaktives Cannabinoid aus dem weiblichen Hanf. Medizinisch wirkt es entkrampfend, entzündungshemmend, angstlösend und gegen Übelkeit.

Dagegen ist Nabiximols ein Inhaltsstoff eines anderen Cannabis-Medikaments. Es ist die Mischung aus CBD und THC und wird aus der Pflanze selbst gewonnen.

THC wirkt in geringen Dosen gegen Ängstlichkeit. Als Medikament wird das Mittel genau in der erwünschten Menge verabreicht. Wer Cannabis raucht, bekommt jedoch eine hohe Dosis an Cannabinoiden ab, weil es sich so schwer dosieren lässt.

Viele Patienten in Deutschland bekamen in den vergangenen Jahren die Genehmigung für Cannabis als Schmerzmittel. Es wurde nur jeder zweite Patient akzeptiert. (Stand: 04.03.2015)

In Deutschland können zirka 380 Patienten Cannabis legal als Schmerzmittel einsetzen. Auf Platz 1 liegt Nordrhein-Westfalen, Bayern folgt mit Platz 2, danach kommt Baden-Württemberg. Dies geht aus einer Auflistung des Bundesinstituts für Arzneimittel und Medizinprodukte (BfArM) hervor.

Cannabis bei Multipler Sklerose

MS ist eine chronische und entzündliche Nervenentzündung. Betroffen sind die Nerven des Rückenmarks und des Gehirns. Das heißt, dass das sogenannte Zentrale-Nervensystem (ZNS) betroffen ist. MS schädigt die Hüllschicht der Nerven.

Die Nervenhüllen sind mit der Isolierschicht eines Stromkabels zu vergleichen. MS kann bisher nicht geheilt, aber behandelt werden. Die Erkrankung verläuft bei jedem Menschen unterschiedlich.

In Deutschland leiden schätzungsweise 120.000 Menschen an dieser Krankheit, weltweit wird die Zahl der Betroffenen auf über 2,5 Millionen geschätzt. Frauen erkranken doppelt so häufig an MS wie Männer.

Im Laufe der MS-Erkrankung haben mehr als die Hälfte der Patienten Gleichgewichtsstörungen oder Spastiken und sind häufig müde. Außerdem haben MS-Kranke ein Schwächegefühl in den Armen oder Beinen oder können ihre Blase nicht richtig entleeren. Bei Männern macht sich eine Erektionsstörung bemerkbar. Frauen verlieren die Lust am Sex. 75% der MS-Patienten haben Sehstörungen auf einem Auge, manche sehen alles doppelt.

Text mit freundlicher Genehmigung von Autorin Eva Schatz. Quelle: Das andere MS-Buch: Multiple Sklerose - Autorin: Eva Schatz - Verlag: Books on Demand; Auflage: 1 (17. Februar 2015) Sprache: Deutsch - ISBN-10: 3734765196 und ISBN-13: 978-3734765193 (3,99 Euro).

Marlene Mortler (CSU), Drogenbeauftragte der Bundesregierung, hatte bei der Vorstellung des Jahresberichts 2014 des UNO-Drogenkontrollrates bekräftigt, sich dafür einzusetzen.

Sie forderte, dass Menschen mit Multipler Sklerose „Mittel wie Cannabis" zur Schmerztherapie erhalten könnten und diese Mittel künftig auch von der Krankenkasse bezahlt werden sollten.

Mortler sei sich hier mit Bundesgesundheitsminister Hermann Gröhe (CDU) einig.

Also macht Cannabis nicht nur high!

Richtig dosiert kann es MS-Patienten helfen, ihre chronischen Schmerzen (Spastiken) zu lindern.

Weitere Quelle:

Cupid-Studie (Cannabinoid Use in Progressive Inflammatory Brain Disease) mit 500 Patienten mit fortgeschrittener Multipler Sklerose aus neurologischen Zentren in Großbritannien als Probanden.

Professor John Zajicek (Plymouth Universitiy) hatte die Studie in Zusammenarbeit mit Alan Thompson vom University College London geleitet. Das britische Medical Research Council bewilligte dafür drei Millionen Euro.

http://www.cannabis-med.org/german/...

https://www.berlinonline.de/themen/gesundheit-und-beauty/gesundheit/ratgeber/1033732-225-multiplesklerosekiffenkannbeschwerdenlin.html

Erlaubter Anbau von Cannabis:

Chronisch Kranke dürfen künftig unter bestimmten Umständen privat Cannabis anbauen.

In Deutschland fällt Cannabis unter das Betäubungsmittelgesetz, Kranke dürfen es also nur mit Erlaubnis konsumieren.

Am 22.07.2014 entschied das Verwaltungsgericht Köln, dass der Cannabis-Anbau zu therapeutischen Zwecken unter bestimmten Voraussetzungen erlaubt ist. Fünf chronisch kranke Männer hatten geklagt, weil die Kosten für eine Cannabis-Therapie nicht von den Krankenkassen übernommen werden.

Das Urteil ist ein großer Erfolg für Schmerzpatienten.

Quellen:

http://www1.wdr.de/themen/panorama/cannabis162.html

http://www.sueddeutsche.de/gesundheit/schmerztherapie-gericht-erlaubt-schwerkranken-cannabis-anbau-1.2057754

Kinderwunsch mit Multiple Sklerose

Von der Planung der Schwangerschaft
bis nach der Geburt

Auszüge aus dem Buch:

Autorin: Jutta Schütz
Verlag: Books on Demand
Auflage: 1 (28. September 2016)
Taschenbuch: 156 Seiten
Sprache: Deutsch
ISBN-10:3741273201 und ISBN-13: 978-3741273209
E-Book: ISBN 9783743154964

Männer und Frauen mit Multiple Sklerose (MS) können genauso Eltern werden wie Gesunde und Frauen mit MS bekommen genauso häufig ein gesundes Kind wie Frauen ohne MS.

Die Krankheit alleine ist jedenfalls kein Grund, auf Kinder verzichten zu müssen. Die Diagnose MS wird meistens in einer Lebensphase gestellt, in der sich der Betroffene mit dem Thema Familienplanung beschäftigt.

Bei Männern mit MS führt die Krankheit NICHT zur Zeugungsunfähigkeit, sie haben aber zeitweise Erektionsstörungen, die sich jedoch gut behandeln lassen. Der MS-Betroffene sollte sich durch die MS nicht entmutigen lassen.

Wenn Neurologe und Gynäkologe in den Phasen von Familienplanung, Schwangerschaft sowie Geburt gut zusammenarbeiten, können sie die Frauen gut begleiten.

Frauen ohne größere körperliche Einschränkungen, steht einer natürlichen Geburt oft nichts im Weg.

Multiple Sklerose ist keine Erbkrankheit – sie hat jedoch genetische Faktoren. Studien belegen: Das relative Risiko, an Multipler Sklerose zu erkranken, ist bei Kindern eines MS-Erkrankten Elternteils „im Vergleich zur regionalen Bevölkerung" nur geringfügig erhöht.

Kinder trotz MS?

Bis vor einigen Jahren wurde den Frauen mit Multipler Sklerose (MS) noch abgeraten, Kinder zu bekommen. Mittlerweile spricht aus medizinischer Sicht nichts mehr gegen eine Schwangerschaft.

Frauen mit MS bekommen genauso häufig ein gesundes Kind wie Frauen ohne MS. Es ist jedoch ratsam, eine geplante Schwangerschaft mit den Ärzten vorher zu besprechen.

Die Krankheit beeinflusst NICHT die Fertilität (Fruchtbarkeit). MS-Betroffene können genauso leicht (schnell und auch unerwartet) Nachwuchs bekommen. Es stellt sich nur die Frage, ob man als Betroffener mit einer chronischen Erkrankung Kinder möchte oder nicht.

Wenn man sich aber mit seinem Partner bewusst für eine Familie entschieden hat, dann sollten Sie versuchen, zusammen mit Ihren behandelnden Ärzten diesen Wunsch in die Tat umzusetzen.

Nichts spricht dagegen, dass junge Frauen mit MS sich ihren Kinderwunsch erfüllen!

Multiple Sklerose Betroffene mit einem Kinderwunsch sollten ihre Schwangerschaft sehr gut planen und alles genau mit ihrem betreuenden Arzt (Neurologen, Frauenarzt) besprechen.

Gewisse Medikamente müssen schon vor der Empfängnis und andere Medikamente während der Schwangerschaft abgesetzt/eingenommen werden. Es ist deshalb empfehlenswert, die Therapie im Hinblick auf eine Schwangerschaft mit dem Arzt frühzeitig zu besprechen. Noch bevor man überhaupt versucht, schwanger zu werden.

Arzneimittel, die die Schubrate vermindern, sollten zu bestimmten Zeitpunkten abgesetzt werden, weil sie vielleicht zu Schädigungen des Ungeborenen führen könnten.

Es wurde schon oft beobachtet, dass während einer Schwangerschaft bei MS-Patienten die Schubrate um bis zu 80% im letzten Schwangerschaftsdrittel abgenommen hat.

Multiple Sklerose und Schwangerschaft beeinflussen sich gegenseitig. Die Schwangerschaft stellt aber keine Gefahr für MS-Betroffene dar.

Es ist so, dass die Schwangerschaft im 2. und 3. Trimenon (Drittel) zu einer erhöhten Toleranz des Immunsystems führt.

Im zweiten Trimenon nach der Geburt geht die Schubrate auf das präpartale (unbehandelte) Niveau zurück. Die Schwangerschaft wirkt sich NICHT negativ auf die Progredienz(vorrücken, voranschreiten) aus!

Wichtige Infos für die Planung:

> ➢ Frauen mit einer sehr hohen Schubfrequenz sollten abwarten, ob sich diese durch geeignete Medikamente verringern lässt.

> ➢ Der letzte Schub sollte zirka drei Monate zurückliegen.

> ➢ Einige immunmodulatorische (als Immunmodulation wird die Beeinflussung des Immunsystems durch pharmakologisch wirksame Stoffe bezeichnet) Langzeittherapien müssen vor einer geplanten Schwangerschaft abgesetzt werden. Es ist notwendig, dass Sie sich mit der Neurologin/dem Neurologen besprechen.

> ➢ Wenn eine Schwangerschaft unter immunmodulatorischen Langzeittherapien eintritt, ist dies oft kein Grund für einen Schwangerschaftsabbruch.

> ➢ Medikamente nur in Absprache mit dem Arzt nehmen!

➤ Es sind keine zusätzlichen gynäkologischen Versorgungen bei Frauen mit MS während der Schwangerschaft nötig.

➤ Schübe werden seltener oder bleiben sogar aus. Das ist so, weil natürliche, immunsuppressive Faktoren im Blut der Schwangeren wirksam werden und das körpereigene Kortison ansteigt.

➤ Die schwangere MS-Betroffene soll ihre Ärzte als auch die Hebamme, von denen sie betreut wird, über ihre MS-Erkrankung informieren.

➤ Nur bei einer körperlichen Behinderung ist eine Verzögerung zu erwarten – in diesen Fällen kann ein Kaiserschnitt geplant werden.

➤ Eine Hausgeburt wird nicht empfohlen!

➤ Sollte bei der Geburt eine Schmerzlinderung erforderlich sein, kann der Arzt eine rückenmarksnahe Anästhesie (Periduralanästhesie) setzen.

Die Hormone beeinflussen das Immunsystem günstig und man nimmt an, dass die Schwangerschaft immunmodulatorisch wirkt. Die hormonelle Umstellung nach der Geburt wirkt sich dann wieder ungünstig aus.

Eine Entscheidung für ein Kind sollte immer auch von der Verantwortung für das Kind geprägt sein. Wichtig für MS-betroffene Eltern ist ein gutes familiäres und soziales Umfeld.

Traten aufgrund der MS vor der Schwangerschaft hin und wieder Gleichgewichtsstörungen auf, könnte es sein, dass sich diese aufgrund des runden Bauchs und dem damit zusätzlichen Gewicht verstärken.

Genauso könnte es sein, dass durch den Druck des Babys auf die Blase eine bereits bestehende Blasenschwäche verstärkt wird.

Geburtsfehler oder Fehlgeburten werden nicht mit der MS in Zusammenhang gebracht. Eine Schwangerschaft, Wehen und Geburt verlaufen oft nicht anders als bei gesunden Frauen.

Frauen mit einer sehr hohen Schubfrequenz sollten zunächst „das Schwanger werden" abwarten, ob sich diese Schübe durch geeignete Medikamente verringern lassen. So lässt sich eventuell das Risiko eines Schubes in der Schwangerschaft vermindern.

Etwa 15 bis 20 Prozent der deutschen Paare sind ungewollt kinderlos - das kann natürlich auch Menschen mit MS betreffen.

Sollten Sie eine Schwangerschaft planen, dann sprechen Sie auf jeden Fall über diese Medikamente mit ihrem behandelten Arzt:

- ➢ Beta-Interferonen (Avonex®, Betaferon®, Rebif®)
- ➢ Glatirameracetat (Copaxone®)

Eine Schwangerschaft während einer Behandlung mit:

- ➢ Aubagio®
- ➢ Gilenya®
- ➢ Tysabri®
- ➢ Mitoxantron

MUSS ganz vermieden werden. Diese Therapien müssen vor einer Schwangerschaft frühzeitig abgesetzt werden.

Männer MÜSSEN folgende Medikamente absetzen:

- ➢ Mitoxantron (genschädigendes Potential)
- ➢ Beta-Interferone
- ➢ Glatirameracetat

Fruchtbarkeit
Infos und Fakten...

Die Fertilität (Fruchtbarkeit) von Frauen und Männern mit Multiple Sklerose ist **NICHT** eingeschränkt.

Auch unter der immunmodulatorischen Basistherapie und Eskalationstherapie (mit Natalizumab oder Fingolimod) gilt das so.

Die Multiple Sklerose Medikamente haben keinen Einfluss auf die Wirksamkeit der Pille. Sie kann ohne negativen Einfluss auf den Verlauf von MS eingenommen werden.

immunmodulatorische Basistherapie bedeutet:

Die Behandlung der schubförmigen MS erfolgt heute nach der so genannten immunmodulatorischen Stufentherapie.

Eskalationstherapie mit Natalizumab bedeutet:

Eine Eskalationstherapie bei MS bedeutet eine Erweiterung der Immunbehandlung. Das kommt immer dann in Betracht, wenn die üblichen Basismedikamente nur unzureichend wirksam sind.

Fingolimod bedeutet:

Fingolimod ist eine chemische Verbindung, die unter dem Handelsname „GILENYA" (Arzneistoff zur Behandlung von MS) eingesetzt wird.

Es gibt MS-Studien, die weisen darauf hin, dass manche Patientinnen bei reproduktionsmedizinischen Behandlungen (künstliche Befruchtung) vermehrt unter MS-Schüben leiden. Das ist aber KEIN Grund, diese Verfahren bei MS-Betroffenen nicht anzuwenden (laut Behandlungs-Leitlinie der Deutschen Gesellschaft für Neurologie (DGN).

Untersuchungen ergaben, dass Männer die gängigen MS-Medikamente vor einer geplanten Zeugung nicht absetzen müssen. Es zeigte sich, dass das Risiko einer über den Mann vermittelten embryofetalen Toxizität aufgrund der Teriflunomid-Behandlung niedrig ist.

Bei der Plasmaexposition der Frau über das Sperma eines behandelten Patienten ist zirka hundertmal niedriger als die Plasmaexposition nach einer oralen Dosis von 14 mg Teriflunomid. Das Mitoxantron stellt eine Ausnahme dar.

Da es sich um ein Immunsuppressivum mit genotoxischem Potential handelt, wird beiden Geschlechtern (MS-Patienten) empfohlen, die Therapie mindestens 6 Monate vor der geplanten Schwangerschaft abzusetzen.

Männer sollten über die Möglichkeit der Kryokonservierung von Spermien vor der Behandlung mit Mitoxantron aufgeklärt werden. Es könnte sein, dass die Krankenkasse die Kosten nicht übernimmt.

Embryo- bedeutet:

Embryo ist ein noch nicht geborenes Lebewesen im Mutterleib

Fetalen- bedeutet:

Ein Fötus ist ein Embryo nach Ausbildung der inneren Organe während der Schwangerschaft. Beginn der Fetalperiode: 11. Schwangerschaftswoche und endet mit der Geburt.

Toxizität bedeutet:

toxisch bedeutet im eigentlichen Sinne: GIFTIG. Die Toxizität einer Substanz wird mit Hilfe verschiedener Verfahren bestimmt.

Teriflunomid-Behandlung bedeutet:

Es ist ein Wirkstoff aus der Gruppe der Immunmodulatoren, der zur Behandlung schubförmig verlaufender multiple Sklerose eingesetzt wird.

Plasma- bedeutet:

In der Physik ist Plasma ein Teilchengemisch auf atomar-molekularer Ebene. Die Bestandteile sind teilweise geladene Komponenten, Ionen und Elektronen (enthält freie Ladungsträger).

exposition bedeutet:

Faktor, dem eine Gruppe von Menschen ausgesetzt ist.

Mitoxantron bedeutet:

Es ist ein zytostatisch wirksamer Arzneistoff für MS und Krebs.

Genotoxisch bedeutet:

Unter Genotoxizität werden die Wirkungen bezeichnet von chemischen Stoffen, die Änderungen im genetischen Material (Desoxyribonukleinsäure) von Zellen auslösen.

Mehr Infos finden Sie im Buch (Siehe Seite 97)

Parasiten-Therapie bei Multiple Sklerose?

Parasiten leben auf Kosten ihrer Wirte, aber sie scheinen auch einige gesundheitliche Vorteile zu bieten. Es gibt viele Menschen weltweit, die schwören bereits auf die Wirkung von parasitären Würmern. Die kleinen Eier der Tiere sollen erstaunliche Verbesserungen bei etlichen Formen entzündlicher Erkrankungen bringen.

Es gibt schon viele wissenschaftliche Studien zu diesem Thema "Parasiten-Therapie" und tatsächlich zeichnen sich bei einigen Krankheiten offenbar heilsame Einflüsse durch einen Wurmbefall ab.
Es gibt noch viele Länder, in denen zum Beispiel der Hakenwurm noch weit verbreitet ist. Dort leiden die Menschen weniger an Allergien, Diabetes, entzündlichen Darmerkrankungen oder an Multiple Sklerose.
Die Wissenschaftler vermuten, dass die Würmer Stoffe ausscheiden, die überbordende Reaktionen des Immunsystems verhindern.
Diese Hakenwürmer zerstören aber auch Teile des Darmgewebes und sorgen für Blutverlust.
Die Folge kann sein: Abgespanntheit, Müdigkeit bis hin zur Bewusstlosigkeit.
Dagegen scheint der Schweinepeitschenwurm ein besserer Kandidat zu sein. Die Eier des Wurms überleben die Passage durch den Magen und die Larven schlüpfen im Blinddarm.

Bericht vom 24. August 2017 / 23:00 Uhr in der
Thüringer Allgemeine
© Artikel von Alina Reichardt:
Überschrift: Schweinepeitschenwurm-Eier essen und
Autoimmunerkrankungen mildern?
http://www.thueringer-
allgemeine.de/web/zgt/suche/detail/-
/specific/Schweinepeitschenwurm-Eier-essen-und-
Autoimmunerkrankungen-mildern-1507420799

Auszug aus dem Artikel:
Parasiten als Training für das Immunsystem
„Der Effekt ist gleich null", beschreibt Prof. Jürgen
Schölmerich die Wirkung der Wurm-Eier auf die
entzündlichen Darmerkrankungen Morbus Crohn
und Colitis ulcerosa. Der ehemalige ärztliche Direk-
tor des Universitätsklinikums Frankfurt am Main
leitete eine Studie mit Beteiligung medizinischer In-
stitute unter anderem aus Essen, Hamburg, Berlin,
Wien und Zürich. 250 Patienten bekamen über zwölf
Wochen wahlweise die Wurm-Eier oder ein Placebo
verabreicht. Die Ergebnisse der randomisiert kontrol-
lierten Untersuchung – Goldstandard in der Medizin-
forschung – wurden im April im „Journal of Crohn's
and Colitis" veröffentlicht.

Professor Michael Gurven von der Uni Kalifornien
in Santa Barbara (Anthropologe) sagt, dass es Belege
gibt, dass Parasiten den Menschen nützen können.

Bei Multiple Sklerose, Diabetes, Herzerkrankungen, Asthma oder chronisch entzündlicher Darmerkrankungen gebe es zunehmend Anhaltspunkte dafür, dass Würmer im menschlichen Darm die Immunabwehr stärken könnten. Quelle: https://www.swr.de/swr2/programm/sendungen/wissen/parasiten-global-player-der-oekosysteme/-/id=660374/did=20739274/nid=660374/1l63a8u/index.html

Eine Multiple Sklerose (MS) verläuft in etwa 80 Prozent schubförmig und in zirka 20 Prozent handelt es sich um die primär progrediente Form. Die Ärzte gehen davon aus, dass beide Formen der MS entzündliche Erkrankungen sind.

Kurze Erklärung für "schubförmig- und progrediente Form" einer MS:

- **Unter einer schubförmig laufenden MS** (Multiple Sklerose) versteht man einen objektiv erfassbaren und neu auftretenden neurologischen Ausfall. Es ist eine gravierende Verschlechterung eines bereits bestehenden Ausfalls für die Dauer von mindestens 24 bis 48 Stunden. Eine Entzündung spielt sich mehr im Blut ab – es werden die weißen Blutkörperchen aktiviert und diese wandern ins Gehirn ein und verursachen einen Schub.

- **Unter einem progredienten Verlauf der MS** (Multiplen Sklerose) versteht man einen Verlauf, bei dem die Symptome (neurologische Ausfälle) von Beginn an oder mit Fortschreiten der Erkrankung langsam zunehmen.

Multiple Sklerose und Ernährung

Wer an Multiple Sklerose (MS) erkrankt ist, sollte in Absprache mit seinem Arzt ausprobieren, welche Ernährungsform für ihn persönlich in Frage kommt. Möglicherweise kann er dadurch die Krankheit positiv beeinflussen.

Seit ein paar Jahren gibt es wissenschaftliche Studien, dass auch bei Multiple Sklerose positive Wirkungen mit einer Low-Carb Ernährung beobachtet wurden. Bei vielen neurologischen Erkrankungen, wie MS, Epilepsie, Demenz, Alzheimer und Parkinson, spiele oxidativer Stress eine Rolle.
Ein Zuviel an Kohlenhydraten könne diesen oxidativen Stress verstärken.
Quelle: Neurologe Friedemann Paul vom Universitätsklinikum Charité in Berlin.

Es wird berichtet, dass oxidativer Stress - sogenannte freie Radikale beim Stoffwechsel entstehen lässt, welche die Entstehung von Krebs begünstigen können.
Einige Studienteilnehmer hätten später berichtet, dass sie geistig wacher seien. Probanden der MS-Studie der Charité sagten, deutlich verbessert habe sich auch ihre Beweglichkeit.
Durch eine spezielle Low Carb Diät (ketogene Diät) wird der Insulinspiegel im Blut auf einem möglichst konstant niedrigen Niveau gehalten. Die Ernährung setzt sich aus möglichst wenig Kohlenhydraten, aber vielen Proteinen zusammen.

Die Ernährung trägt bei vielen Erkrankungen eine wichtige Rolle, so auch bei Depressionen. Die beste Versorgung mit allen Mikronährstoffen (Mineralstoffe, Vitamine, Spurenelemente, sekundäre Pflanzenstoffe etc.) ist dringend anzuraten.

Es gibt Mikronährstoffe, denen werden positive Effekte auf die Stimmungslage nachgewiesen, sie sind aber mit vielen Kohlenhydraten versehen – diese belasten aber den Stoffwechsel.

Unsere Nahrung hat einen großen Einfluss auf unser seelisches Befinden – man kann die Produktion von Glückshormonen durch die tägliche Nahrung beeinflussen. Hier spielt der Eiweißbestandteil Tryptophan eine große Rolle.

Der Körper kann Tryptophan nicht selbst herstellen, d. h. wir müssen es mit unserer Nahrung aufnehmen.

Besonders tryptophanhaltig sind:

- Nüsse
- Samen
- Cashewnüsse
- Sonnenblumenkerne
- Weizenkeime
- Kalbsfleisch
- Rindfleisch
- Emmentaler Käse

Damit Tryptophan in das Glückshormon (Serotonin) umgewandelt werden kann, werden eine Reihe von Vitaminen und andere Mikronährstoffe benötigt.

Die Wohlstandskrankheiten in unserer industriellen Zeit nehmen deutlich zu. Vornehmlich haben sie ihre Ursachen durch falsche Ernährungsgewohnheiten. Zurzeit gibt es unzählige Diäten und Trends und es ist anstrengend, sich mit all den widersprüchlichen und häufig schwer verständlichen Theorien auseinanderzusetzen. Mit der richtigen Ernährung lassen sich auch viele Begleiterscheinungen des Älterwerdens verhindern - wir haben unsere Gesundheit und unser biologisches Alter zu einem großen Teil selbst in der Hand.

Hinter vielen Ernährungsbüchern stecken Firmen, denen es nur darauf ankommt, großen Profit zu machen.
So findet man im Internet und in Katalogen unzählige Angebote von Nahrungsergänzungsmitteln. Auch auf Kaffeefahrten kann man sie erwerben.

In letzter Zeit wurde noch ein weiterer Vertriebsweg bekannt:

- Fitnesstrainer
- Physiotherapeuten
- Massagepraxen
- und einzelne Ärzte vertreiben in ihren Praxen Nahrungsergänzungsmittel oder ähnliche Produkte

Dies verstößt jedoch gegen geltendes Recht. (Verbraucherzentrale Hessen – 13.07.2012 – Artikel: Nahrungsergänzungsmittel: Die Wunder der Hersteller und die Wahrheit der Präparate). Was ist nun eigentlich gesund?

Im Fachblatt „Journal of the American Medical Association" schreiben Wissenschaftler: Wer den Kohlenhydratanteil in der Nahrung reduziert, tut seinem Stoffwechsel etwas Gutes, nimmt leichter ab und lebt womöglich gesünder!

Aber das Gegenteil könnte allerdings auch richtig sein. Im British Medical Journal schreiben Forscher, dass eine Ernährung, bei der die Kohlenhydrate eingeschränkt werden, mit einem erhöhten Risiko für Herzinfarkt und Schlaganfall zu rechnen ist.

Und nun? Das Journal of the American Medical Association und das British Medical Journal gelten als die angesehensten Medizinjournale weltweit. Eigentlich sollten uns Ernährungswissenschaftler erklären können, was gesund ist!

Es braucht keine lange Recherche um festzustellen, dass sie sich häufig widersprechen. So werden einmal weniger Kohlenhydrate empfohlen, dann heißt es, dies erhöhe das Risiko für Herzinfarkt und Schlaganfall. Der Streit um mehr oder weniger Kohlenhydrate ist kein Streit, sondern lediglich Windmacherei aufgrund verschiedener Beschreibungen von Ergebnissen.

Aufgrund der Erkenntnisse und der kontroversen Meinungen, gibt es derzeit keine übereinstimmende und eindeutige Ernährungspyramide von unabhängiger Seite.

Ernährungs-Gurus und Firmen sind wie Pilze in die Höhe geschossen und haben mit ihren Ernährungspyramiden komplizierte Rechenaufgaben aufgestellt: es muss in jeder Mahlzeit Punkte oder Kohlenhydrate, Fett und Eiweiß ausgerechnet werden.

In dem schlichten Tätigkeitswort „Ernährung" gibt es Welten, Planeten und Galaxien zu entdecken und sie müssen dauernd neu erforscht werden.

Die Wechselwirkung von Ernährung und Gesundheit ist evident und das Essen ist eine Lebensaufgabe. Eine richtige und gesunde sowie ausgewogene Ernährung ist ohne Zweifel eine der größten gesundheitspolitischen Herausforderungen der nächsten Jahrzehnte. Oft entwickelt sich die Ernährung zu einem großen Stressfaktor.

Wir müssen essen, aber dies stellt uns mehrmals täglich vor neue Aufgaben. Eine Betrachtung darüber, was uns den Bauch füllt, aber auch auf den Magen schlagen kann. Oft merken wir viel zu spät, dass wir uns lange Zeit falsch ernährt haben.

Essen ist Leben! Wir Menschen können nur überleben, wenn wir essen und trinken. Essen und Trinken sind mehr als nur Grundbedürfnisse des Menschen. Essen gehört zu unserer Kultur und zu unserem geselligen Leben. Für manche ist Essen sogar eine Weltanschauung. Essen macht uns zufrieden, gibt uns Kraft und trägt zu unserem Wohlbefinden bei.

Wer wagt es, die Ursachen der seit Jahrzehnten schleichenden Krankheiten mit Konservierungs- und Bleichverfahren des Getreidekornes in Verbindung zu bringen? Der englische Ernährungsforscher Mr. Abel Haywood hat das Brot und das Getreide „Stoffe des Todes" genannt. Er schrieb: Durch die unverdaute Stärke (Mehl, Kartoffeln, Reis etc.) entstehen Darmpilze.

Zum Beispiel mag es der Candida-Pilz feucht und wächst prächtig (meist im Dünndarm) bei regelmäßiger Nahrungszufuhr durch Kohlenhydrate (Zucker).

Im Schaub Institut gibt es über 200 Bücher und Unterlagen von verschiedenen Ernährungsformen. Fast alle kommen zu einem gemeinsamen Ergebnis, dass zwischen Nahrungswahl und Gesundheitszustand ein Zusammenhang besteht.

Unsere Verdauungsorgane sind das Wurzelsystem unseres Körpers. Verbraucher sollten die Zutatenliste vieler vermeintlich gesunder Lebensmittel genauer unter die Lupe nehmen. Besonders kritisch für Betroffene ist zugesetzte „freie" Fruktose auf Getreidebasis, die nicht aus den im Lebensmittel verarbeiteten Früchten stammt.

Ob ACE-Vitamingetränke, Getränke, Joghurts, Frühstückszerealien oder Produkte für Diabetiker - wer damit seinen Durst oder Hunger stillt, nimmt viel Fruchtzucker auf. In vielen Produkten stecken mehr als 20 Gramm Gesamtfruktose pro Portion. Der Fruchtzucker gilt fälschlicherweise immer noch als gesund, bleibt aber trotzdem Zucker.

Der Fruchtzucker bereitet dem Darm mehr Probleme als der übliche Haushaltszucker. Die Folge sind heftige Durchfälle und starke Blähungen. Ein Drittel der Deutschen leiden darunter. Der Darm ist das Zentrum des Körpers, so lautet eine alte medizinische Weisheit. Oft stecken Nahrungsmittelunverträglichkeiten hinter diesen Problemen und manche Bestandteile bleiben jahrzehntelang im Darm erhalten. Es gibt neue Erkenntnisse aus der Physiologie – und das könnte das Konzept vom Dicksein revolutionieren.

Im Wissenschaftsmagazin „Nature" legen der Amerikaner Jeffrey Gordon und seine Kollegen von der Washington University School of Medicine (St. Louis), jetzt Ergebnisse vor, die allen bisherigen Konzepten über die Entstehung der Fettleibigkeit eine revolutionäre Wendung geben könnten.

Gordon zeigt mit einer neuen Studie, dass auch die Gene unserer Mitbewohner, der Mikroben, eine Rolle spielen.

Diese Trillionen von Mikroben besiedeln unser Verdauungssystem. Die Anzahl dieser Bakterien, Pilze und Archaebakterien übersteigt die Zahl unserer eigenen Körperzellen um den Faktor zehn, und die Anzahl der dazugehörigen fremden Gene die Masse des menschlichen Erbguts sogar um ein vielfaches mehr.

Die Gene der Mikroorganismen übernehmen Funktionen, die im Bauplan des Menschen nirgends programmiert sind. Dazu gehört unter anderem der Abbau zahlreicher Nahrungsbestandteile, die wir selbst nicht verdauen und deshalb als Ballaststoffe kennen. Mikroben können aber sehr wohl etwas mit diesen Stoffen anfangen, zum Beispiel Zucker und sogar Fett daraus gewinnen.

Kann die bakterielle Beteiligung am Nahrungsabbau auch einen Einfluss auf unser Körpergewicht haben? Die Forscher analysierten und verglichen die Mikrobenwelten in den Därmen fettleibiger und schlanker Menschen. Tatsächlich fanden sie einen deutlichen Unterschied in der Zusammensetzung der zwei vorherrschenden Bakterienstämme.

Bei Fettleibigen war im Darm die Firmicutes, die sehr guten Nahrungsverwerter, besonders häufig. Der Anteil der weniger guten Futterverwerter, der Bacteroidetes dagegen, war bei fettleibigen Personen im Vergleich zur Darmflora von schlanken Menschen um bis zu 50 Prozent reduziert.

Die Firmicutes sind besonders effizient bei der Verdauung und Verarbeitung von komplexen Kohlenhydraten. Die Verdauungsenzyme können damit aber wenig anfangen, die Bakterien dagegen zerlegen sie effizient in für uns nahrhafte Zucker- und Fettmoleküle. Sie werden dabei von anderen Mikroorganismen unterstützt und interessant ist dabei auch, was hinten rauskommt. Ein von Firmicutes reicher extrahierter Kot enthält tatsächlich weniger Kalorien als Exkremente aus Bacteroidetes.

Hat die Darmbesiedlung damit aber wirklich einen Einfluss auf das Körperfett? Sollten dicke Menschen auf ballaststoffreiche Nahrung verzichten?

Eigentlich gelten Ballaststoffe ja als sehr gesund. Professor Michael Blaut (Institut für Ernährungsforschung) gab gegenüber der Frankfurter Allgemeinen Sonntagszeitung bereits im vergangenen Jahr zu bedenken: „Der Begriff Ballaststoffe ist eigentlich irreführend, manche davon sind fermentierbar.

Ob und wie effektiv das geschieht, hängt von der individuellen Darmflora ab." Jeffrey Gordon sagt es deutlicher: „Das lässt das ganze Konzept des Kaloriengehalts von Nahrungsmitteln wackeln." Denn letztendlich kommt es darauf an, was aus der Nahrung herausgeholt wird, und das kann ganz unterschiedlich sein.

Zivilisationskrankheiten entstehen durch stark kohlenhydratbelastete Lebensmittel, die täglich nach Meinung der Ernährungsexperten auf dem Tisch stehen sollten.

Dabei übersehen sie, dass ein übermäßiger Verzehr von Kohlenhydraten einen zu hohen Blutzucker- und Insulinspiegel erzielt wird, der sich auch negativ auf die Eigenschaften der roten Blutkörperchen auswirkt. Die Elastizität der Blutkörperchen lässt nach, das hat zur Folge, dass das Blut dicker wird und das Schlaganfallrisiko nimmt zu. Messbar ist die Eigenschaftsveränderung der roten Blutkörperchen durch den Laborwert des Glykohämoglobin (HbA1c).

Quelle: Autonomes Institut f. Kreative Forschung, Dr. C. P. Ehrensperger

In Cleveland wurde an der Universität von Faramarz Ismail-Beigi an einer Studie mit 10.000 Diabetikern gezeigt, dass durch eine intensivierte Therapie Spätfolgen der Zuckerkrankheit wie Gefäßschäden nicht verzögert werden.

Eine strenge Diabetes-Therapie schadet den Patienten mehr als sie nutzt. Sie führt zu mehr Todesfällen und Herzinfarkten, wie eine US-Studie zeigt. Die vierjährige Studie musste überraschend abgebrochen werden – es kam zu mehr Todesfällen und Herzinfarkten. Alle Teilnehmer wurden auf eine mildere Therapie umgestellt. Dies war für viele Ärzte ein großer Schock - hatte man doch lange geglaubt, dass ein niedrig eingestellter Blutzuckerspiegel Leben rettet und Nervenschäden vorbeugen würde.

Was ist Low Carb?

Low Carb, die Reduktion von Kohlenhydraten, ist im Moment der populärste Diät-Trend. Eine Flut von immer neuen Ernährungsempfehlungen geistert durch die Medien. Welche Informationen zur Ernährung und Gesundheit sind glaubwürdig und wirklich fundiert?

Hinter vielen Sachinformationen stecken große Unternehmen mit Verkaufsinteressen und auch für uns Journalisten ist es fast unüberschaubar geworden. Dieser neue Trend erlaubt es Firmen, viele neue Produkte mit wenigen Kohlenhydraten auf den Markt zu werfen. Sie haben dazu ihre Verlage, ihre Seminare und ihre Buchautoren sowie dazu eigens eröffnete Foren und deren Mitarbeiter, die hinter den Kulissen mit Sprüchen wie „unterlassene Hilfeleistung" drohen, wenn man ihre Produkte nicht weiter empfiehlt. Im Gegenzug wird nur sehr oberflächlich auf biologische und medizinische Fragen eingegangen.

Das ist Grund genug, einmal kritisch nachzudenken. Übergewichtige und kranke Menschen waren schon immer ein lukrativer und leichtzugänglicher Markt für die Nahrungsmittelindustrie. Trotz den Skandalen um BSE, Genmanipulation und Hormonbehandlung ist es immer noch möglich, zu genießen und immer wichtiger, sich natürlich zu ernähren.

Die Ernährung ist nicht nur Energie- und Nährstoffzufuhr und somit Basis für die Lebenserhaltung. Ernährung ist auch soziale Interaktion, Kultur, Tradition und Genuss.

Unser Körper ist auf die Nahrung angewiesen, um leistungsfähig und gesund zu bleiben.

Die Ernährungsform „Low Carb" braucht keine zusätzlichen Nahrungsergänzungsmittel.

Ernährungswissenschaftler möchten uns erklären, wie wir uns gesund zu ernähren haben, leider ist es aber so, dass sie sich in ihren Daten oft widersprechen.

Im Volksmund wird den Kohlenhydraten eine Rolle in der seelischen Gesundheit beigemessen – man hat es uns seit vielen Jahren so beigebracht. Stressanfällige Menschen leiden zeitweise unter Depressionen und glauben ihre Stimmung durch eine kohlenhydratreiche Ernährung beeinflussen zu können. Eine eiweißreiche Nahrung hat den gleichen Effekt, belastet aber nicht so sehr den Stoffwechsel. Welche Informationen zur Ernährung und Gesundheit sind glaubwürdig und wirklich fundiert?

Über Kohlenhydrate wird nun seit ein paar Jahren viel geredet und viele fragen sich, was Kohlenhydrate eigentlich sind. Kohlenhydrate (KH) bestehen aus Zuckermolekülen. Das heißt aber nicht, dass alle kohlenhydratreichen Lebensmittel auch süß schmecken. Zum Beispiel enthalten Getreide (Brot, Kuchen, Nudeln) Kartoffeln oder Reis sehr viele Kohlenhydrate. Und auch in Obst sind reichliche Kohlenhydrate aufgrund des Fruchtzuckers enthalten. Wer also täglich seine fünf Portionen Obst isst, so wie es seit vielen Jahren empfohlen wird, hält seinen Zuckerspiegel damit konstant im oberen Bereich.

Low Carb (LC) ist ein englischer Begriff und bedeutet: „wenig Kohlenhydrate".

Es geht darum, die Kohlehydratzufuhr in der täglichen Nahrung deutlich zu reduzieren.

Es gibt sehr viel Literatur zum Thema Low Carb – ob Anhänger oder Gegner der LC-Ernährung, die Sachverhalte werden unterschiedlich beschrieben.

Eine „Kohlenhydratarme Ernährung" korrigiert den gestörten Stoffwechsel und hilft das Übergewicht zu verringern.

Der Blutzucker wird durch diese Ernährungsweise stabilisiert.

Diese Art der Ernährung entlastet den Körper in vielen Bereichen. Bei einer Reduzierung der Kohlenhydrataufnahme wirkt sich das nicht nur positiv auf den Blutzuckerspiegel aus, sondern auch auf die Bauchspeicheldrüse. Sie schaltet bei der Produktion des Hormons Insulin einen Gang runter, dadurch wird die Gefahr gebannt an Diabetes zu erkranken.

Eine „Kohlenhydratarme Ernährung" bedeutet nicht, auf Kohlenhydrate völlig zu verzichten. Diese Ernährung steht für eine verminderte Aufnahme von Kohlenhydraten.

Die Befürchtung bei der Ernährungsumstellung eine Mangelerscheinung zu bekommen, kann widerlegt werden.

Es ist schon eine Lebensumstellung kohlenhydratarm zu essen, besonders im Kreise der Familie und bei Freunden werden die Essgewohnheiten anfangs kritisiert und in Frage gestellt.

Die kohlenhydratarme Ernährungsform „Low Carb" ist ein großer Schritt in Richtung eines wesentlich gesünderen Lebens und ein Weg aus dem größten Ernährungsdilemma unserer Zeit, denn letztendlich kommt es darauf an, was aus der Nahrung herausgeholt wird, und das kann ganz unterschiedlich sein.

Eine gesunde Ernährung heißt vor allem, möglichst natürliche und abwechslungsreiche Kost und wer auf die Kohlenhydrate in der Ernährung achtet, braucht keine Diät.

Bewusstes Essen gepaart mit Bewegung hält fit und macht Spaß. Das allgemeine physische, physiologische und auch sozial-psychologische Wohlbefinden des Menschen liegt in der direkten Verbindung mit der Qualität der aufgenommenen Nahrung.

Unsere Gesundheit ist das Wichtigste in unserem Leben. Ihr Stellenwert wird oft erst bei Krankheit oder mit zunehmendem Alter erkannt.

Jeder kann frei entscheiden, wie er sich ernährt und hat damit großen Einfluss auf seine Gesundheit. Unser Immunsystem schützt uns vor Krankheitserregern wie Bakterien oder Viren und solange unsere körpereigene Abwehr funktioniert, stellt sie eine wirkungsvolle Barriere für Krankheitserreger dar.

Die sanfte Umstellung auf LOW CARB

Für Einsteiger - Theorie und Praxis
Mit 108 Rezepte

Auszüge aus dem Buch:

Autor: Jutta Schütz
Verlag: BoD – Books on Demand, Norderstedt
ISBN: 9783752849141 Auch als E-Book erhältlich
Erhältlich ab Mai 2018

Was sind Kohlenhydrate?

Ein Chemiker würde diese Kohlenhydrate „Zucker"
nennen.
Und Zucker ist Glukose.

Kohlenhydrate sind enthalten in:

Zucker, Mehl, Kartoffeln, Reis, Mais (Brot, Nudeln
etc.).
Hülsenfrüchte: Die Kohlenhydrate liegen im mittle-
ren Bereich.
In Obst je nach Süße und Gemüse (kein Mais) zum
Teil gute Kohlenhydrate.
Nüsse, Milchprodukte, Käse, Eier haben wenige
Kohlenhydrate.
Fleisch, Fisch, Fett und Öle haben keine Kohlenhyd-
rate.

Beispiele: Pro 100 g

Zucker 100   Fruchtzucker100
Cornflakes 85   Haferflocken 85
Knäckebrot 75   Zwieback 75
Brötchen 50   Vollkornbrot 50
Weizenstärkemehl 85   Reisstärkemehl 85
Kartoffelmehl 75   Kartoffeln 25
Kartoffel-Püree 75   Kartoffel-Frites 35
Reis 25   Nudeln 25
Banane frisch 21,4   Himbeeren frisch 04,8
Mandarinen frisch 10,1   Rhabarber frisch 01,4
Apfel geschält 12,4   Blattspinat frisch 00,6
Blumenkohl gegart 01,6   Broccoli gegart 01,9
Erbsen grün gegart 12,6   Spargel 01,6
Zuckermais 15,7

Der Glykämische Index

Der Glykämische Index wird zur Bestimmung eines
kohlenhydrathaltigen Lebensmittels verwendet, das
den Blutzuckerspiegel ansteigen lässt.
Je mehr Kohlenhydrate gegessen werden, desto
schneller steigt der Blutzuckerspiegel.

Das heißt: Kohlenhydrathaltige Lebensmittel haben
einen hohen glykämischen Index, Lebensmittel mit
geringfügigen Kohlenhydraten (z. B. wie Gemüse)
einen niedrigen glykämischen Index.

GI größer als   70 =   schlecht
GI zwischen   50 und 70 =   mittel
GI kleiner als   50 =   gut

Ein hoher GI führt zu einem hohen Anstieg des Blutzuckerspiegels, was dann zu einer hohen Ausschüttung von Insulin führt. Dadurch gibt es eine Steigerung der Aufnahme von Glukose in Muskel- und Fettzellen. Es kommt zu einer Fettspeicherung.

Nach 2 – 4 Stunden kommt es zu einer Unterversorgung mit Energieträgern im Blut, was wir eine Unterzuckerung nennen. Es kommt zu einem Teufelskreis, denn wir haben wieder Hunger. Wir haben Appetit auf kohlenhydratreiche Lebensmittel.

Der starke Abfall des Blutzuckerspiegels bei Lebensmitteln mit hohem GI kann zu Veränderungen im Verdauungsprozess führen sowie zu einem vermehrten Hungergefühl.

Bei übergewichtigen Menschen funktioniert der Kohlenhydratstoffwechsel viel langsamer, aber man kann die Ernährung gut darauf einstellen.

Geschmacksverstärker Glutamat

Noch immer wird der Geschmacksverstärker Glutamat in unzähligen Fertignahrungsmitteln und Würzmitteln eingesetzt, obwohl bekannt ist, dass Glutamat gesundheitsschädlich ist.

Im Unterschied zu den bekannteren Rauschgiften, die high machen, erzeugt Glutamat künstlich Appetit, weil es die Funktion unseres Stammhirns stört.

Das Stammhirn „limbisches System" regelt neben den elementaren Körperfunktionen unsere Gefühlswahrnehmung und den Hunger.

Glutamat könnte folgende Störungen verursachen:

- Depressionen
- Chronische Verstopfung der Nasenschleimhäute
- Herzjagen
- Herzklopfen
- Hirnschäden (Läsionen)
- Hyperaktivität
- Konzentrationsschwäche
- Wachstumsstörung
- Schweißausbrüche
- Mundtrockenheit
- Sodbrennen
- Ungewöhnlicher Durst
- Frösteln
- Gerötete Hautpartien
- Stresswirkungen
- Gesichtsmuskelstarre

- Kopfschmerzen
- Nackentaubheit
- Gliederschmerzen
- Allgemeine Schwäche
- Magen- und Darmprobleme
- Übelkeit
- Erbrechen
- Durchfall
- Bluthochdruck
- Migräne
- Begünstigt Alzheimer
- Multiple Sklerose
- Parkinson
- Augenschäden
- Heißhunger

Inzwischen weiß man, dass Glutamat bei Krankheiten wie Alzheimer, Multipler Sklerose oder Parkinson eine unheilvolle Rolle spielt. Die Sinneswahrnehmung wird deutlich eingeschränkt und die Lernfähigkeit und das allgemeine Konzentrationsvermögen nehmen nach Einnahme von Glutamat bis zu mehrere Stunden lang nachhaltig ab.

Bei Allergikern kann Glutamat epileptische Anfälle bewirken oder sogar zum Soforttod durch Atemlähmung führen.

Nach Meinung des an der Hirosaki Universität in Japan tätigen Forschers Dr. Ohguro ist Glutamat auch für eine Schädigung der Augen verantwortlich.

Fest steht, dass Konzentration und Lernfähigkeit durchaus mit einer intelligenten Auswahl der Speisen und Getränke verbessert werden können. Und wer sich so ernährt, dass er weniger vergisst, hat auch gleich bessere Laune.

Die Wechselwirkung von Ernährung und Gesundheit ist evident und gerade angesichts der Kostenexplosion im Gesundheitswesen sollte sich jeder darauf besinnen, was er selbst für seine Gesundheit tun kann. Man muss auch kein Ernährungswissenschaftler sein, um eine gesunde und schmackhafte Ernährung, die sich nebenbei auch positiv auf eine schöne Haut und Haare auswirkt, auf den Tisch zu zaubern.

REZEPTE

Die sanfte Umstellung auf LOW CARB
Für Einsteiger - Theorie und Praxis
Mit 108 Rezepte

Rezepte aus dem Buch:
Autor: Jutta Schütz
Verlag: BoD – Books on Demand, Norderstedt
ISBN: 9783752849141 Auch als E-Book erhältlich
Erhältlich ab Mai 2018

Eiweißpulver als Mehlersatz (Proteinpulver)

In vielen Rezepten „mit Eiweißpulver" wird ein Proteinpulver mit wenig KH (Kohlenhydrate) verwendet.

Bei kohlenhydratarmer Ernährung (Low Carb) achtet man auf die KH. Die KH sind von Firma zu Firma verschieden (0,5 KH auf 100 g – 2,8 KH auf 100 g).

Das Eiweißpulver wird von Sportlern „eigentlich" für den Muskelaufbau benutzt. Es eignet sich auch zum Backen und Kochen in einer kohlenhydratarmen Ernährung.

Man bekommt dieses Pulver in allen möglichen Geschmacksrichtungen (auch mit neutralem Geschmack). Kaufen kann man es in Sportgeschäften, Bodybuildershops, großen Supermärkten und Reformhäuser.

Wer mehr Infos über Eiweißpulver erfahren möchte, gibt dieses Wort einfach als Suchfunktionswort ein.

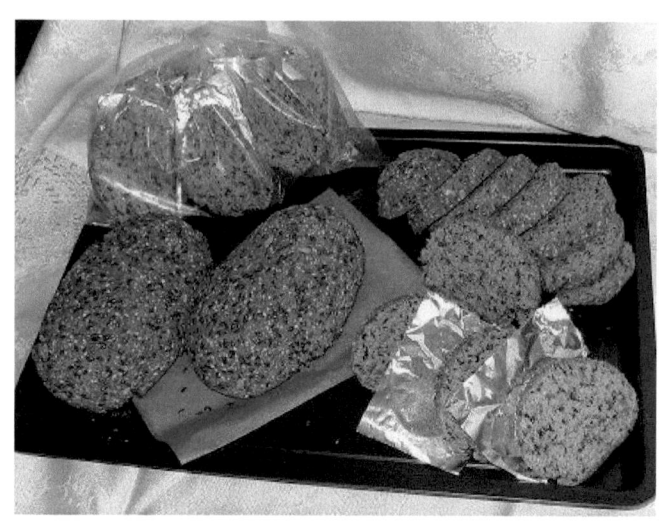

Low Carb Körnerbrot

Menge: Ergibt 10 Brote à 400 g / Pro Brot 8 - 10 Scheiben
Pro 1 Scheibe = 12 Kohlenhydrate

❖ **Zutaten:**

500 g Sesamkörner
500 g Leinsamen
200 g Sonnenblumenkerne
600 g gem. Mandeln
700 g Eiweißpulver
6 Päckchen Trockenhefe
1 gehäufter EL Salz
6 Eier
250 ml Sonnenblumenöl
750 g sehr warmes Wasser

❖ Zubereitung:

Eine sehr große Schüssel nehmen, alle trockenen Zutaten (auch die Trockenhefe) hinein geben und gut durchmischen. Anschließend alle nassen Zutaten hinzu geben und gut durchkneten.

Der Teig bröselt etwas. Auf einer Waage je 400 g abwiegen und zu einer länglichen (Durchmesser: ca. 7 - 8 cm) Rolle formen. Die Rolle ist ca. 13 - 15 cm lang.

Auf ein Backblech (mit Papier auslegen, NICHT einfetten) passen 6 Brote. Backzeit: zirka 45 Minuten bei 180 Grad.

ACHTUNG: Das Brot vor dem Backen zirka 45 Minuten gehen lassen!

Jedes Brot in ca. 8 - 10 Scheiben schneiden und einfrieren (Zwischen jede Scheibe ein kleines Stück Alufolie legen).

Frisch hält sich das Brot zirka 3 - 4 Tage (Im Kühlschrank).

Gefroren nach Bedarf auf den Toaster legen und jede Seite einmal toasten.

Tipp: Bestreichen Sie ein paar Scheiben des Brotes leicht mit Schmand und legen es auf ein Backblech (mit Backpapier). Mit Gewürzen wie: Etwas Salz, Pfeffer, (wenig Paprika und Pizza-Gewürz) würzen und dann mit jungem Gouda im Backofen bei 160 Grad 10 Minuten überbacken. Dazu Salat reichen.

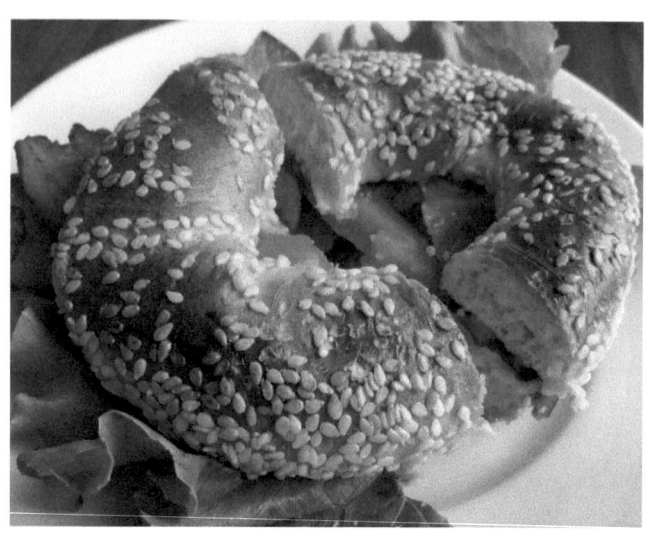

Low Carb Bagel (Auf Vorrat)

8 Bagel/ pro Bagel 3,5 Gramm Kohlenhydrate

❖ Zutaten:

60 g Sesam

100 g Goldleinsamen (fein gemahlen)

70 g Kokosmehl

100 g Magerquark

230 g Mozzarella

3 kleine Eier

3 TL Backpulver

2 Eigelbe (zum Bestreichen)

2 EL Sahne (zum Bestreichen)

❖ **Zubereitung:**

Goldleinsamen und Kokosmehl mischen. Mozzarella in kleine Stücke schneiden und mit dem Quark vermischen. Über dem Wasserbad (oder Mikrowelle) unter ständigem Rühren zum schmelzen bringen, abkühlen lassen. Mit den Eiern, Leinsamen und Kokosmehl mit dem Mixer kurz mischen, dann von Hand nochmal gut durchkneten. In einer Frischhaltedose (oder Beutel) im Kühlschrank zirka 2 Stunden kühlen. Den Teig in 8 Portionen teilen. Jedes Teil zu einer Kugel formen und in die typische Bagelform bringen. Bagel auf ein mit Backpapier ausgelegtes Backblech legen. Die Eigelbe mit der Sahne mischen und die Bagel damit bestreichen. Mit Sesam bestreuen – den Sesam etwas andrücken. Zirka 25 – 30 Minuten bei 200 Grad backen (Ober und Unterhitze).

Der Unterschied zwischen Goldleinsamen und Leinsamen ist:

Es handelt sich um die gleiche Art Leinprodukten (Linum unsitatissimum).

Die braunen oder goldenen Körner stammen von Varietäten und unterscheiden sich in der Fettsäurezusammensetzung und an ihrem Quellvermögen.

Der Goldleinsamen enthält mehr Linolsäure (Omega 6-Fettsäure) und weniger Alpha-Linolensäure (Omega 6-Fettsäure). Er besitzt ein höheres Quellvermögen.

LC-Hot Dog-Brötchen

❖ **Zutaten für 4 Brötchen:**

4 Eier
50 g geschmolzene Butter
100 g Kokosflocken
180 g gemahlene Mandeln
2 EL Eiweißpulver (neutral)
200 ml heißes Wasser
2 EL Kräuter (getrocknet)
2 TL Senf (mild)
3 TL Backpulver

❖ **Zubereitung:**

Die Eier mit der Butter, Senf und Wasser schaumig schlagen. In einer zweiten Schüssel die trockenen Zutaten mischen, nach und nach zur Ei-Mischung geben, 30 Minuten ruhen lassen. Wenn der Teig noch zu matschig ist, geben Sie 1 – 2 EL Eiweißpulver dazu.

Vier längliche Brötchen formen und für 20 Minuten bei 200 Grad in den Ofen geben.

Nach Geschmack belegen. Mit Käse schmecken sie auch sehr gut.

Tipp: Belegte Brötchen schmecken immer gut mit Salatblättern, Radieschen, Gurken.

Sie können diese Brötchen auch mit Quark (mit Süßstoff) genießen.

Müsliriegel

20 Riegel/pro Riegel 10 Gramm Kohlenhydrate

❖ **Zutaten:**

50 g getrocknete Aprikosen

50 g getrocknete Apfelringe

2 EL Butter

50 g Birkenzucker (Xylit)

50 g Honig

1 EL Orangenschale (Schale zum Verzehr geeignet)

1 EL Orangensaft

100 g Haferflocken

50 g Kokosraspel

5 EL Haselnüsse, gehackt

1 EL Pistazienkerne

1 EL Sesamsaat, hell

❖ **Zubereitung:**

Aprikosen grob hacken. Apfelringe in kleine Stücke schneiden. Butter, Zucker und Honig in einen Topf geben und erhitzen, bis die Butter schäumt und der Zucker sich auflöst. Orangenabrieb und Saft, Haferflocken, Kokosraspel, Haselnüsse, Rosinen und Apfelstückchen in den Topf geben und alles gut miteinander vermischen. Müslimasse mit einem feuchten Gummischaber (Backutensil) auf ein mit Backpapier ausgelegtes Backblech streichen. Mit Pistazien und Sesamsaat bestreuen.

Im vorgeheizten Backofen bei 160 Grad Umluft für ca. 25-30 Minuten backen. Auskühlen lassen, danach in 20 Riegel schneiden.

Mandel-Taler

❖ **Zutaten:**

6 Eier

200 g Butter

1 Tütchen Backpulver

3 EL flüssiger Süßstoff

1 Tütchen Lebkuchengewürz

100 g gemahlene Mandeln, 100 g gemahlene Haselnüsse

8 EL Eiweißpulver (Schoko)

Der Teig sollte sich formen lassen, eventuell etwas mehr Eiweißpulver hinzu geben.

❖ **Zubereitung:**

Butter schmelzen, Eier sehr schaumig rühren und die Butter hinzu geben. Dann den Rest der Zutaten.

Kleine Bällchen formen und platt drücken und auf ein mit Backpapier ausgelegtes Blech legen. Bei 180 Grad ca. 25 - 30 Minuten backen. Oder ganze Masse auf das Backblech (mit Papier auslegen) verteilen und Vierecke schneiden.

Haselnuss-Mandelhäufchen

❖ **Zutaten:**

100 g gehackte Mandeln
100 g gemahlene Haselnüsse
4 Eiweiße
4 TL flüssiger Süßstoff

❖ **Zubereitung:**

Eiweiß mit dem Süßstoff steif schlagen und mit den Mandeln/Haselnüssen vermischen. Kleine Häufchen auf das Backblech (mit Papier) geben.
Bei ca. 175 Grad ca. 20 - 30 Minuten backen.

Nusskuchen

❖ **Zutaten:**

7 Eier
80 g Butter
200 g gemahlene Haselnüsse
2 EL Eiweißpulver
1 TL Backaroma (Bittermandel)
2 TL Zimt
4 TL flüssiger Süßstoff

❖ **Zubereitung:**

Butter schmelzen, Eier trennen, das Eigelb mit dem Bittermandelöl/Zimt und 2 TL Süßstoff sehr schaumig rühren. Butter hinzu geben und die restlichen Zutaten.

Das Eiweiß steif schlagen und ebenfalls mit 2 TL süßen.

Die Hälfte des Eischnees unter das Eigelb ziehen und die Nüsse und den restlichen Schnee hinzufügen. Vorsichtig rühren, sonst fällt der Schnee zusammen.

Die Masse in eine eingefettete Kranzform füllen und für ca. 50 - 60 Minuten bei ca. 160 Grad im Ofen backen.

20 Minuten abkühlen lassen, bevor man ihn stürzen kann.

Hefeteig für Pizza und Kuchen

❖ Zutaten:

200 g gemahlene Mandeln

50 g Eiweißpulver

150 g Gluten

1 Ei

30 ml Sahne

120 ml Wasser

20 g Trockenhefe

20 g Butter

½ TL Salz.

❖ Zubereitung:

Wasser, Sahne und das Ei verrühren und erwärmen.

Dann die Hefe hinein bröckeln mit einer Prise Zucker. Die gemahlenen Mandeln, Eiweißpulver und Gluten in eine Schüssel sieben, eine Mulde hineindrücken und dort die Hefemasse hinein geben.

Das Ganze abgedeckt an einem warmen Ort für etwa 30 Minuten gehen lassen.

Die Butter, und eine Prise Salz zum Vorteig geben und das Ganze zu einem glatten Teig kneten.

Diesen Teig zugedeckt an einem warmen Ort gehen lassen, bis sich das Volumen verdoppelt hat.

Den Teig anschließend noch einmal durchkneten.

Curry-Bällchen auf Salat

❖ **Zutaten:**

400 g gemischtes Hackfleisch
½ Eisbergsalat
2 getrocknete Chilischoten
1 Ei
1 Zwiebel (klein würfeln), 1 Knoblauchzehe klein hacken
1 TL gehackte Ingwerwurzel
½ TL Salz
2 – 3 Prisen Pfeffer
2 EL Curry
3 EL Öl
2 EL Kokosnussflocken (und 2 EL zum Verzieren)
1 ½ Liter Brühe (Gemüse- oder Fleischbrühe)

❖ **Zubereitung:**

Eisbergsalat putzen, waschen und in grobe Blätter teilen. Auf zwei Teller verteilen.

Hackfleisch mit dem Ei, den Gewürzen, und den Kokosnussflocken vermischen. Kleine Fleischbällchen formen und kurz in der Pfanne anbraten.

Die Brühe erhitzen und die kleinen Fleischbällchen einlegen und 15 Minuten auf kleiner Flamme ziehen lassen. Abkühlen lassen und auf dem Salat anrichten. Mit den Kokosraspeln bestreuen.

Hähnchenflügel in Curry

❖ Zutaten:

14 Hähnchenflügel
1 grüne Kiwi
1 rote Chilischote
1 EL Tomatenmark
2 EL Honig
2 EL Zitronensaft
2 EL Sojasoße
1 EL Chilisoße
1 TL Paprikapulver (süß)
2 TL Currypulver
½ TL Salz
2 Prisen Pfeffer
4 EL Olivenöl

❖ Zubereitung:

Hähnchenflügel waschen und trocken tupfen.
Chilisoße, Honig, Tomatenmark, Zitronensaft, Olivenöl, Salz, Paprikapulver und Currypulver gut verrühren. Die Hähnchenflügel damit bestreichen.
Hähnchenflügel in eine Auflaufform geben und im Backofen bei 200 Grad zirka 35 Minuten backen.
In der Zwischenzeit die Kiwis schälen und in Würfel schneiden. Chilischote waschen, längs aufschneiden, entkernen und in feine Ringe schneiden.
Kiwi und Chilischote im Mixer pürieren.
Olivenöl hinzu geben.
Kiwi, Chilischote, Olivenöl – Masse über den Hähnchenflügeln verteilen und servieren.

Hackfleisch mit Lauch

❖ **Zutaten:**

500 g gemischtes Hackfleisch
2 Stangen Lauch
2 rote Chilischoten
1 Knoblauchzehe
3 EL stückige Tomaten
200 ml Fleischbrühe
4 EL Tomatenmark
1 TL Sambal Oelek
½ TL Sternanis
½ TL Koriander
½ TL Persisches Blausalz (oder normales Salz)
1 – 2 Prisen Cayennepfeffer

❖ **Zubereitung:**

Lauch waschen, putzen und in Ringe schneiden.
Chilischote waschen, längs aufschneiden, entkernen und in Würfel schneiden.
Knoblauchzehe schälen und fein hacken.
Fleisch und Tomatenmark ohne Zugabe von Fett in einem heißen Topf krümelig anbraten.
Lauch, Chili, Knoblauch, Tomaten und Fleischbrühe zufügen.
Aufkochen lassen und mit geschlossenem Deckel auf kleiner Hitze zirka 30 Minuten köcheln lassen.
Vor dem Servieren mit Sambal Oelek und den Gewürzen abschmecken.

Thai-Salat mit Kokosdressing

❖ Zutaten:

350 g Chinakohl

3 mittlere Stangen Staudensellerie

2 Möhren

200 g grüne Bohnen (aus dem Glas)

4 Frühlingszwiebeln

1 Knoblauchzehe

2 EL Zitronensaft

2 EL Kokosmilch, 1 TL Kokosflocken

2 EL flüssige Sahne

3 EL Erdnusscreme (ohne Zucker)

1 EL Chilisoße

1 TL Sojasoße

½ TL Salz

1 MSP Pfeffer

❖ Zubereitung:

Chinakohl waschen, trocknen, in Stücke zupfen.

Sellerie und die Möhren waschen, schälen und in dünne Streifen schneiden.

Frühlingszwiebeln klein würfeln und mit dem China-kohl, Sellerie und Möhren in eine Schüssel geben.

Den Knoblauch klein pressen.

Mit den restlichen Zutaten in der großen Schüssel mischen und zirka 20 Minuten ziehen lassen.

Tipp: Der Salat hält sich 2 Tage im Kühlschrank und passt auch zu vielen Fleischgerichten oder nur mit Low Carb Brot.

Eisbergsalat mit Avocados

❖ **Zutaten:**

2 Grapefruits

3 Avocados

2 EL trockener Weißwein

2 EL Zitronensaft

1 unbehandelte Zitrone für die Scheiben

1 EL Tomatenketchup

1 Eisbergsalat

1 Eigelb

4 EL Olivenöl

1 TL Senf

1 EL Essig

3 EL frischen Schnittlauch

½ TL Chilipulver

½ TL Salz

2 MSP Pfeffer

❖ **Zubereitung:**

Salat waschen und die Blätter ganz lassen.
Zitrone in Scheiben schneiden.

Für die Mayonnaise: Eigelb, Senf, Öl, Essig, Salz und Pfeffer, gut miteinander verrühren und kühl stellen.

Grapefruit halbieren, das Fruchtfleisch herausschneiden und in eine Schüssel geben.

Avocados halbieren, den Stein herausnehmen und das Fruchtfleisch in Würfel schneiden.

Mit der Grapefruit mischen und mit Zitronensaft und dem Wein beträufeln.

Salz, Pfeffer, Chilipulver und Ketchup dazugeben und alles vorsichtig mit der Mayonnaise vermischen. Schnittlauch grob schneiden.

Eine Glasschüssel mit den Salatblättern auslegen und den fertigen Salat darauf anrichten. Mit Zitronenscheiben garnieren und bis zum Servieren kühlstellen.

Sauer eingelegtes Gemüse

❖ **Zutaten:**

200 g Rettich
1 kleine Möhre
200 g Salatgurke
100 g Fenchel
1 Lauchzwiebel
1 Zitrone
1 EL Fenchelsamen, 1 TL Koriandersamen
1 Zimtstange
300 ml Weißweinessig
½ EL Streusüße
100 g grüne Oliven (ohne Stein)
1 EL Salz

❖ **Zubereitung:**

Rettich, Möhre, Salatgurke, Fenchel und Lauchzwiebel waschen und in dünne Scheiben schneiden. Gemüse in der Schüssel mit 1 EL Salz mischen, zirka 40 Minuten ziehen lassen. Das Gemüse in ein Sieb geben und mit kaltem Wasser abspülen, gut abtropfen lassen.

Zitronenschale mit einem Messer dünn abschälen und die Frucht auspressen. Fenchelsamen, Koriandersamen und Zimt im Mörser zerdrücken. Zitronenschale, den Saft, Weißweinessig, Gewürze, und Streusüße mischen.

Das Gemüse mit den Oliven in ein großes, steriles Einmachglas füllen, mit Essigmischung übergießen. Abgedeckt 4 Stunden in den Kühlschrank stellen. Das Glas hält sich gekühlt 3 – 4 Tage.

Abkürzungen/Erklärungen

Bobath-Konzept: auf neurophysiologischer Basis
CT: Computertomographie
ED: Encephalomyelitis disseminata
Elektroenzephalographie: Messung von Potenzialen im Gehirn
Evozierte Potenziale: Messung der Funktionsfähigkeit von Nervenbahnen
Fatigue: Müdigkeit
Hippotherapie: therapeutisches Reiten
Liquorpunktion: Es wird Gehirn-Rückenmark-Flüssigkeit (Liquor) entnommen
Low Carb: Wenig Kohlenhydrate (Gesunde Ernährung)
MRT: Magnetresonanztomographie
MS: Multiple Sklerose
Myelin: ist eine lipidreiche Biomembran, welche die Axone der meisten Nervenzellen von Wirbeltieren spiralförmig umgibt und elektrisch isoliert.
Myelographie: Eine Untersuchung für die Darstellung des Raums zwischen Rückenmark und Hirnhäuten
Perimetrie: Verfahren zur Bestimmung des Gesichtsfelds
Spastiken: Muskelverkrampfungen
Zytokine: körpereigene Substanzen, die dem Immunsystem helfen andere Zellen zu aktivieren
ZNS: Zentrale Nervensystem

LOW CARB Buchtipps
Sie suchen nach Abwechslung
für Ihre Low Carb Ernährung?

Die Low Carb Ratgeber enthalten umfangreiche Rezepte, ganz gleich ob Sie abnehmen wollen, gesünder essen möchten, Rezepte für die Familie, für unterwegs, oder für Festlichkeiten suchen – es gibt für jede Situation die passenden Rezepte.

Sie lernen auch die Grundlagen von Low Carb kennen und wissen so immer ganz genau, was Sie essen dürfen.

Infos: www.jutta-schuetz-autorin.de/

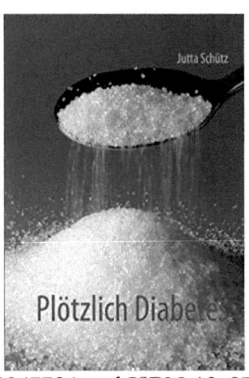

ISBN-10: 3732247724 und ISBN-13: 978-3732247721
Taschenbuch: 112 Seiten - Sprache: Deutsch

Rezension zum Buch "Plötzlich Diabetes"
Demnächst in 4. Auflage

Dr. Matthias Riedl schreibt über das Buch im Diabetes Blog:
Sehr geehrte Frau Schütz,
ich kann Ihr Buch aus ärztlicher Sicht ebenfalls sehr empfehlen.
Es hilft anderen Betroffenen, ihre eigenen Ängste besser zu
überwinden, wenn sie merken, wie andere es gemacht haben.
Lesenswert! Diese Hilfe kann nur von Betroffenen geleistet
werden. So relativieren sich schnell die eigenen Ängste. Nach
dem ersten Schock mit der Diagnose Diabetes braucht die Seele
ein paar Monate zur Akzeptanz. Dann geht das Leben weiter.
Übrigens meist ohne Einschränkung der Lebenserwartung –
wenn alle, Patienten und Ärzte - gut zusammenarbeiten. Genau
dies haben sich das medicum Hamburg und ich persönlich zum
Ziel gesetzt. Mit freundlichen Grüßen - Ihr Dr. Matthias Riedl
(ärztlicher Leiter medicum Hamburg).

Dr. med. Matthias Riedl ist Facharzt für Innere Medizin und arbeitet als Diabe-
tologe (Deutsche Diabetes Gesellschaft, Ärztekammer Hamburg) und Ernäh-
rungsmediziner. Außerdem ist er bekannt durch den Sender NDR mit der Sen-
dung „Die Ernährungsdocs“, die er seit 2012 mit dem NDR und seinen Kollegen
Anne Fleck und Jörn Klasen konzipiert.
Weitere Quellen über Diabetes und Co.:
https://www.medicum-hamburg.de/de/aerzte/dr-med-matthias-riedl/

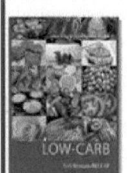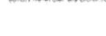
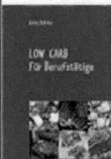
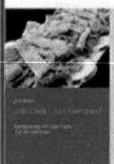
Mit den Low Carb Büchern von den Autorinnen "Sabine Beuke und Jutta Schütz" werden Sie schnell diese Ernährungsform beherrschen und alles Wissenswerte zu dieser Diät verstehen.

Die Autorinnen "Beuke und Schütz" vermitteln Motivation pur und räumen mit alten Vorurteilen auf. Anhand von vielen wissenschaftlichen Berichten von Ernährungsforschern nehmen sie die Angst vor einer kohlenhydratarmen Ernährung. Wer ihre Bücher kennt, stellt schnell fest, dass es auch viele Rezepte gibt, und dass sich die Ernährung abwechslungsreich gestalten lässt. Wichtige Informationen, die man über die Ernährung und Verdauung sonst nirgends lernt – in ihren Büchern kommen sie äußerst anschaulich und gut verdaulich auf den Tisch.

Ihre Bücher haben sich einen festen Platz in den Bestsellerlisten und in der Presse erobert und sind auch als E-Books überall im Handel erhältlich.